人体保卫战

之

骨质疏松

主编　郑丽丽　李静怡

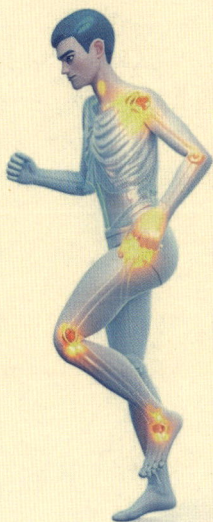

中国健康传媒集团
中国医药科技出版社　·北京

内 容 提 要

本书由内分泌与代谢疾病领域知名专家团队编写，分为基础篇、诊断篇、钙和维生素 D 篇、治疗篇、骨质疏松性骨折篇、误区篇等六个篇章，筛选了临床中患者关注度高的问题，予以生动有趣的回答，并配以精美插图。本书可帮助读者提升健康素养，适合广大骨质疏松高危人群、骨质疏松症患者阅读，亦可供相关从业人员参阅使用。

图书在版编目（CIP）数据

人体保卫战之骨质疏松 / 郑丽丽，李静怡主编 . 北京：中国医药科技出版社，2025. 5. -- ISBN 978-7 -5214-5328-7

Ⅰ . R681

中国国家版本馆 CIP 数据核字第 2025EE5253 号

美术编辑 陈君杞
版式设计 也 在

出版 **中国健康传媒集团** | 中国医药科技出版社
地址 北京市海淀区文慧园北路甲 22 号
邮编 100082
电话 发行：010-62227427 邮购：010-62236938
网址 www.cmstp.com
规格 880×1230mm $^{1}/_{32}$
印张 7 $^{3}/_{4}$
字数 185 千字
版次 2025 年 5 月第 1 版
印次 2025 年 5 月第 1 次印刷
印刷 天津市银博印刷集团有限公司
经销 全国各地新华书店
书号 ISBN 978-7-5214-5328-7
定价 **39.00 元**

获取新书信息、投稿、为图书纠错，请扫码联系我们。

编 委 会

前　言

在宁静的午后，阳光透过窗帘的缝隙，洒在病房的角落里。患骨质疏松症的李奶奶静静地躺在病床上，她的脸上带着一丝难以察觉的痛苦。几天前散步时不慎滑倒导致脚踝骨折，不仅要手术，还要静养很久，一向坚强独立的她不得不依赖孩子们的照顾，看着忙到焦头烂额的儿女们，她黯然神伤……低头环顾病房，她看到同样是骨质疏松症患者的张大姐因不慎碰到书桌导致肋骨骨折；病区有一位中年骨质疏松症患者，由于长期忽视骨质疏松的治疗和防护，甚至已经先后发生三处骨折，先是手腕骨折，后来是腰椎和髋部骨折，每次骨折都需要长时间的恢复和治疗，工作和生活都受到了严重影响。张大姐还告诉她有一位跳广场舞的女同伴，因为不小心跌倒导致右侧髋部骨折（即俗称的大腿骨折）后，不到半年就去世了。"她才 65 岁啊！"张大姐非常痛心地说着。

"李奶奶好！郑教授来查房了！"小刘护士笑盈盈地推开病房门，郑教授带着一群医生走了进来，郑教授和她的团队一直专注于骨质疏松症的诊断和治疗。听到张大姐说起骨质疏松症的危害，医生们也说起了各自在临床所见的典型病例，这些患者因未重视骨质疏松症而引发了严重后果，令人惋惜。例如：有许多身体还算健康的老年人，因为一次跌倒导致的髋部骨折就丧失了性命，我们称之为"人生最后一次骨折"，如果没有这次骨折，他（她）的寿命也许还会延长；有的中老年人，因为骨质疏松性骨折影响了运动功能，成了残疾人，若是胸椎骨折的患者还会出现驼背，不但形象受损，生活质量也大大降低；还有些年轻人，比如处于妊娠期和哺乳期的女性出现腰背部疼痛，以为是怀孕和生孩子导致身体负荷过重或休息不好所致，选择通过按摩进行缓解，实际上是已经出现了胸腰椎的骨折，结果按摩导致再次骨折，疼痛加重，直到去看病才知道是骨质疏松导致的。这些沉痛的教训来源于我们对骨质疏松症的认识和重视不足。

"真没想到骨质疏松症会带来这么大的伤害，原来人老了就腿疼驼背都是骨质疏松惹的祸呀！您能告诉我们骨质疏松是怎么发生的吗？我们可不能等到骨折后再治疗呀，我们该怎么保护自己呢？"李奶奶唏嘘不已，急切地问着医生。

"您别担心"，郑教授宽慰道："原发性骨质疏松症是一种代谢性疾病，它和糖尿病、高脂血症、痛风等慢性代谢性疾病一样，是可防可治的。"

看到患者对骨质疏松知识的渴望、骨折后的痛苦、经济的重担，以及我国骨质疏松患病率及危险人群之庞大，我们非常惋惜。糖尿病、高血压和高血脂，即我们所说的"三高"已为大众熟知并引起了重视，但骨质疏松症的危害仍有很多人不了解，只觉得"老了老了，个子缩了"是正常的生理现象，没什么可治的！尽管中华医学会骨质疏松与骨矿盐疾病分会在历届主任委员的带领下，所有学者不遗余力在全国各地宣传教育甚至呼吁大众关注骨质疏松，但这是一项长期的、艰巨的任务，需要我们全民的参与。

近10年来，我国出台了多个关于全民健康的计划。《全民健康生活方式行动方案（2017—2025年）》提出的目标：广泛宣传健康生活方式相关知识，普及"三减三健"（即减盐、减油、减糖、健康口腔、健康体重、健康骨骼）的理念等健康生活方式，提高居民健康素养，到2025年，全国居民健康素养水平不低于30%。"一分预防胜似十二分治疗"，建议全民参与，共同学习卫生知识，提高健康意识和自我保健能力。《"健康中国2030"规划纲要》要求：要推动人人参与、人人尽力、人人享有，落实预防为主，推行健康生活方式，强化"三早"（早诊断、早治疗、早康复），实现全民健康。

带着这份责任和使命，我们结合临床所见及大众迫切了解的问题，编写了关于"骨"健康的科普书，并尽量使用通俗易懂的语言，且配以作者创意人工智能辅助生成的精美图片，旨在为大众健康尽一点微薄之力。

从今天起，让我们一起开启"骨"的探索之旅吧！让我们共同了解骨、保卫骨，共享"骨气"人生。

编者

2025 年 3 月

目　录

钙和维生素 D 篇

骨质疏松性骨折篇

误
区
篇

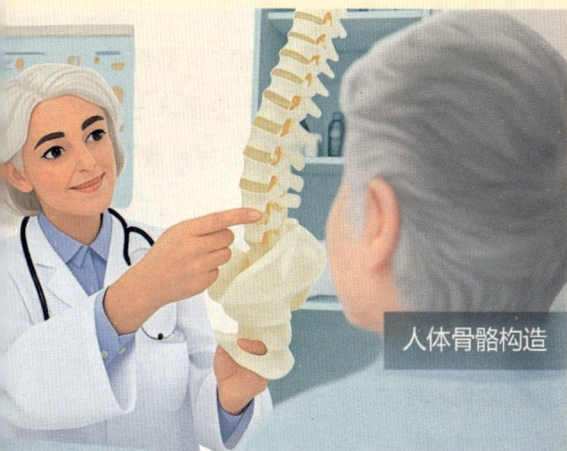

人体骨骼构造

基础篇

◎ 人体骨骼的起源和形成

◎ 人体骨骼的奥妙和用途

◎ 年轻人的骨骼与老年人的骨骼
  有什么不同?

◎ 骨头为什么会衰老?

◎ 什么是骨质疏松症?

◎ 骨质疏松症是怎么发生的?

◎ ……

人体骨骼的起源和形成

如果把人体比作一栋大楼，骨骼就是支撑整栋建筑的钢筋结构。但你可能想不到，这套坚硬的骨骼系统并非与生俱来——它最初只是一团柔软的"橡皮泥"，经过胚胎到成年的漫长改造，才最终成为我们挺拔的身躯。

1 第一阶段：设计蓝图（胚胎期）

在妊娠第 5 周时，胚胎里出现了一群特殊的"建筑师"——间充质细胞。它们像橡皮泥一样柔软，却蕴含着建造骨骼的全部密码。这些细胞在骨骼发育中分化为两种类型：软骨细胞，负责搭建"临时脚手架"；成骨细胞，未来制造真正骨骼的主力军。

到孕 7 周时，四肢开始出现软骨雏形。此时的"骨骼"就像橡皮泥捏的模型，虽然有了胳膊腿的轮廓，但轻轻一碰就会变形。这种柔软特性反而为后续改造提供了便利——就像建筑工地的脚手架，既要有足够支撑力，又要方便后期替换。

2 第二阶段：钢筋浇筑（胎儿期）

第 10 周：骨骼改造正式启动！软骨中心开始钙化（类似水泥凝固），形成第一个"骨化中心"。血管带着成骨细胞进驻，像建筑队一样沿着软骨支架浇筑真正的骨骼。此时形成的海绵状骨质虽然脆弱，却是未来骨髓腔的雏形。

第12周：骨骼工地出现"拆迁队"——破骨细胞。它们会拆除中心区域的海绵骨，腾出空间形成骨髓腔。与此同时，骨骼两端仍在不断延长，就像在楼顶加盖新楼层。

③ 第三阶段：长高密码（未成年期）

孩子能不断长高的秘密，藏在骨骼两端的"生长板"里。这个特殊区域由透明软骨构成，分为三个工作区：增殖区，软骨细胞像复印机般快速复制；成熟区，细胞排列成整齐的"承重柱"；钙化区，成骨细胞将软骨转化为硬骨。

新软骨不断生成，旧软骨不断骨化，推动骨骼持续延长。直到青春期结束时，"生长板"完全骨化闭合，身高也就定格了。

④ 第四阶段：终身维护（成年期）

别以为骨骼建成后就一劳永逸了！其实它每天都在翻新！成年人骨骼中驻扎着三支"维修队"：①成骨细胞：建筑工人，每天沉积钙磷加固骨骼；②破骨细胞：拆迁队，清除老化/受损的骨组织；③骨细胞：监工，通过网状结构感知压力并调配人手。这种"拆旧建新"的动态平衡，让骨骼既能保持强度，又能根据需求调整形状。比如经常运动的人，骨骼会局部增厚来适应压力。

如果把骨骼比作银行账户，成骨细胞负责存钱，破骨细胞负责取钱。骨质疏松就像账户透支——当破骨细胞过度活跃（取钱太快），或成骨细胞效率下降（存钱太少），骨量就会入不敷出。

但实际情况更复杂：雌激素不足会削弱对破骨细胞的管控，维生素 D 缺乏影响钙质吸收，机械刺激减少（如长期卧床）导致骨细胞"消极怠工"等。所以预防骨质疏松需要多管齐下：补钙、晒太阳、适度运动，本质上都是在优化骨骼的"施工条件"。

从胚胎期的软骨模型到成年后的钢铁之躯，骨骼建造工程持续近 20 年。即使定型后，每年仍有约 10% 的骨组织在更新。这个精妙的动态系统告诉我们：骨骼不是冰冷的支架，而是充满智慧的生命体。了解它的成长故事，不仅能让我们更懂身体，也提醒着我们要像维护古建筑般珍惜这副与生俱来的"钢筋铁骨"。

人体骨骼的奥妙和用途

人体骨骼系统如同精密的建筑结构，不仅支撑起我们的身躯，更暗藏着令人惊叹的生存智慧。这套由 206 块骨头组成的生命框架，正在以意想不到的方式守护着健康。

如果把人体比作"移动城堡"，骨骼系统就是它的核心架构。

颅骨就像"安全头盔"，8 块脑颅骨无缝拼接成坚固"护盾"，守护着最娇嫩的大脑；15 块面颅骨巧妙支撑五官，让呼吸和咀嚼成为可能；藏在耳内的 6 颗听小骨，成为声音世界的接收传导器。

躯干骨组成了建筑的中央支撑体系：26 节椎骨通过椎间盘柔性连接，形成可压缩的承重柱。这种"刚柔并济"的设计，既能像避震器般缓冲冲击，又能像塔吊般支撑全身重量，让我们既能挺直腰板，又能灵活转身。12 对肋骨与胸骨组成可变形护甲，随着呼吸起伏自动调节容积——吸气时如伞张开，为心肺腾出 15% 的扩展空间；遭遇撞击时则瞬间收紧形成防护网。

四肢骨骼 126 块，构成了人体建筑的移动装置。上肢：64 块，从锁骨到指骨形成多关节联动系统，抓握精度可达 0.1mm，配合肩关节的球型轴承结构，能完成 2000 余种精细动作。下肢：62 块，起到承重作用，股骨作为人体最坚硬的"生物钢材"，单根可承受 1.5 吨压力。足弓的拱形结构配合软骨形成减震垫，使每一步行走都如汽车悬挂般平稳。

除了支撑防护，这套生命建筑还有三大隐性功能。

（1）**造血基地**　骨髓腔里每秒诞生 200 万个血细胞，这些"生命快递员"通过血管网络输往全身。

（2）**钙质银行**　储存着人体 99% 的钙储备，既能随时支援肌肉收缩，又能调节血钙浓度。

（3）**代谢管家**　骨骼会分泌骨钙素等"信使"，远程调控血糖和脂肪代谢，堪称藏在骨头里的"内分泌专家"。

理解骨骼的多重角色，我们会更懂得：强健骨骼不仅需要补钙，更需要适度负重刺激（如步行 / 抗阻训练），因为这套精妙系统始终遵循"用进废退"的生命法则。

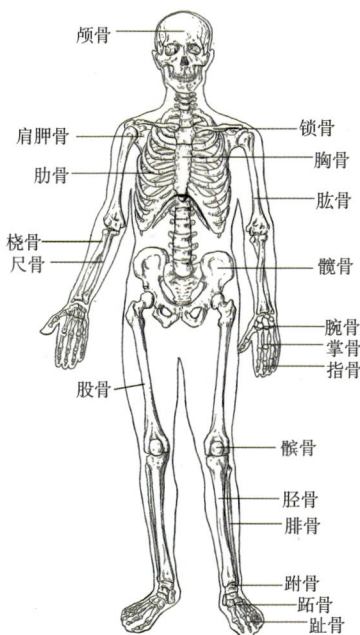

年轻人的骨骼与老年人的骨骼有什么不同？

按照一般规律，骨质的生长发育过程跟年龄具有同步类似的表现，年轻的时候发育成熟，随着年龄的增长，骨质会流失、骨量下降，导致骨质疏松；但如果出现病理情况，或者长期有多种风险因素的累积，年轻人也可能会得骨质疏松症。

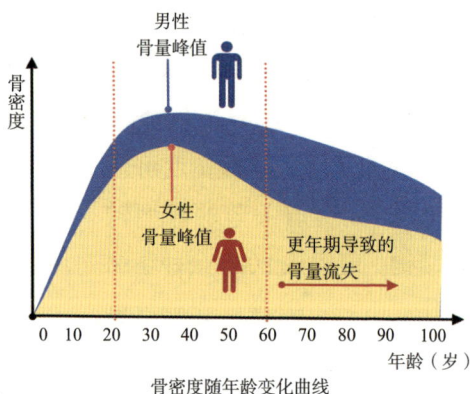

男性
骨量峰值

骨密度

女性
骨量峰值

更年期导致的
骨量流失

0 10 20 30 40 50 60 70 80 90 100
年龄（岁）

骨密度随年龄变化曲线

骨骼随年龄的变化，同样经历生长、发育直至衰老的过程。

人的骨骼在一生中会经历不同的变化，每个阶段都有其独特的特点。我们可以把骨骼的变化分为以下几个阶段：

1 20岁前：骨骼的"快速建设期"

特点：这是骨骼长得最快的阶段，就像盖房子一样，身体在拼命"打地基"和"建高楼"。

身高变化：骨骼的长度（也就是身高）增长得非常明显，尤其是青春期，很多人会突然"蹿个儿"。

骨密度：虽然身高增长得快，但骨骼的强度还在慢慢增强，骨量（骨骼中的矿物质含量）也在不断增加。

为什么长得快：因为此时身体里有两种重要的激素——生长激素和性激素（比如雌激素和睾酮）分泌得非常旺盛。它们就像建筑工人，帮助骨骼快速生长。

② 20~35岁：骨骼的"稳定期"

特点：骨骼的生长速度放缓，进入一个相对平衡的状态。

身高停止增长：20岁以后，骨骼的长度基本不再变化，也就是说，身高一般不会再长了。

骨密度峰值：30~35岁左右骨密度和骨量达到一生中的最高峰，就像盖房子终于完工了，房子又高又结实。

骨量变化：在达到骨密度峰值之前，骨量还会缓慢增加；但过了峰值之后，骨量会开始缓慢下降，就像房子慢慢出现一些"磨损"。

③ 36岁以后：骨骼的"衰退期"

特点：骨骼开始变得脆弱，骨量和骨密度逐渐下降。

女性绝经后：女性在绝经后，体内的雌激素水平会大幅下降。雌激素是保护骨骼的重要激素，它的减少会导致骨质大量流失，很多女性会出现骨质疏松，骨骼变得像"蜂窝"一样，容易骨折。

男性骨质流失：男性在60岁以后，骨质流失的速度也会加快，虽然比女性慢一些，但仍然需要警惕。

骨折风险：随着年龄增长，骨骼变脆，摔倒时更容易发生骨折，尤其是髋部、脊柱和手腕等部位。

人的骨骼在不同年龄阶段会经历显著的变化，这些变化与生长发育、激素水平、生活方式等因素密切相关。以下是不同年龄阶段骨骼变化的主要特点。

人体骨骼发育周期特征对照表

骨骼 分期	快速建设期	稳定期	衰退期
发育 阶段	20 岁前	20~35 岁	36 岁以后
关键 特点	骨骼爆发式生长，骨量快速积累	骨量达峰值后缓慢下降，结构稳定	骨质加速流失，骨质疏松风险显著上升
关键 因素	◎生长激素快速分泌 ◎性激素 （睾酮/雌激素）激增	◎成骨细胞和破骨细胞达到动态平衡	◎雌激素骤降（女性绝经后） ◎雄激素缓降（男性 60 岁后）
身高 变化	身高增长明显	身高停止增长	身高逐渐变矮
骨量 变化	骨骼强度慢慢增强，骨量不断增加	30~35 岁左右骨量先达到最高峰，然后开始缓慢下降	骨量大量丢失，骨质疏松出现，骨折风险增加

为了更好地理解年轻和年老骨骼的不同，可以归纳如下：

年轻人的骨骼就像新的"钢筋混凝土做的水泥板"，老年人的骨骼则像"老化的水泥墙"。

（1）成分不同

年轻人的骨骼：胶原蛋白等有机成分占骨骼重量的1/3左右。

这些有机成分让骨骼很有弹性，就像树枝，能弯曲且不容易断。钙、磷等矿物质（无机成分）就像水泥和沙子，年轻人的骨骼这些成分的量恰到好处，让骨骼既有硬度又有韧性。

老年人的骨骼：随着时间推移，胶原蛋白流失、矿物质相对变多，骨头变脆、失去了弹性，就像干枯的树枝，轻轻一折就断了。

（2）骨密度不同

年轻人的骨骼：骨密度在 30~35 岁达到"巅峰状态"，就像一座盖得结实的房子，能稳稳地承受身体的重量，跑跳、运动等都没问题。

老年人的骨骼：36 岁以后，骨密度开始慢慢下降，尤其是女性绝经后，下降得更快。骨骼变得像被虫蛀过的木头，松松垮垮的，很容易骨折。

（3）结构不同

年轻人的骨骼：骨小梁（骨骼里的支撑结构）就像整齐又粗壮的房梁，支撑能力很强。关节表面的软骨就像新的轮胎皮，光滑又有弹性，能把运动时的冲击力都缓冲掉，关节动起来很顺滑。

老年人的骨骼：因为长期使用和骨质流失，骨小梁变细、变脆，椎体可能变扁，背也驼了，个子好像都变矮了。关节软骨也磨得差不多了，变薄甚至脱落，关节边缘还会长出"小刺"（骨刺），关节缝变窄，动一动就疼，还不太灵活。

（4）自我修复能力不同

年轻人的骨骼：就像一个反应快的小工厂，干细胞充足、生长因子活跃，成骨细胞（负责造骨）和破骨细胞（负责拆骨）配合得很好，有一点点损伤，马上就能修复好。

老年人的骨骼：这个"小工厂"就有点跟不上啦，成骨细胞没那么活跃了，破骨细胞就像拆迁队，却还挺厉害，结果骨头被破坏得多，长好得少。要是骨折或者受了伤，恢复得特别慢，还可能长不好。

（5）骨髓的能力不同——从"造血基地"到"脂肪仓库"

年轻人骨髓：红骨髓占比高，每天生产 2000 亿个血细胞，堪称人体"造血永动机"。骨髓间充质干细胞向成骨细胞分化的多，利于骨骼的形成。

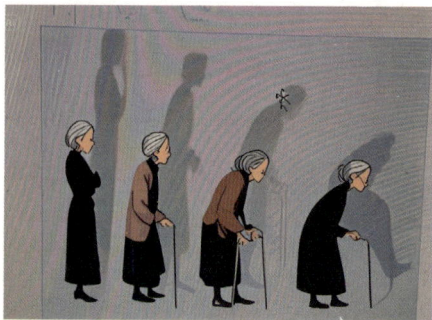

老年人骨髓：红骨髓逐渐被黄骨髓（脂肪组织）替代，造血能力下降，免疫力也可能减弱，同时脂肪堆积，骨髓间充质干细胞分化成成骨细胞减少，还释放促炎因子，加重骨骼退化。

骨骼是可再生的组织，即使不发生骨折也一直处于不断的生成和吸收（新陈代谢）的动态过程中。

怎样防止我们"钢筋一样的骨"变成"豆腐渣工程"呢？当您读完下篇"骨头为什么会衰老？"就会了解对付它的手段。

骨头为什么会衰老？

从出生到衰老，人体的每个器官都在经历不可逆的蜕变。我们熟知皮肤松弛、头发花白、记忆力衰退等衰老表现，但作为人体"钢筋构架"的骨骼，同样会随着时间流逝逐渐老化。骨骼衰老不仅表现为骨量减少、骨密度下降，更可能引发骨质疏松、骨折风险增加等问题。理解骨骼衰老的机制，是守护骨骼健康的第一步。

骨骼并非一成不变的"钢筋"，而是一个动态更新的生命组织。成骨细胞负责建造新骨，破骨细胞负责清除旧骨，二者维持着微妙的平衡。但随着年龄增长，这种平衡逐渐被打破。

（1）激素变化的连锁反应

激素是调控骨骼代谢的关键信使。女性绝经后雌激素水平断崖式下降，直接激活破骨细胞这个"拆迁队"，导致骨吸收速度远超骨形成速度，每年骨量流失可达 1%~3%。男性虽无明显的激素骤降期，但雄激素的缓慢减少同样削弱成骨细胞的建造能力。此外，生长激素、胰岛素样生长因子等"促生长因子"的减少，使骨骼失去重要的修复动力。而甲状旁腺激素的异常升高，则会进一步加速骨质的"拆解"。

（2）细胞层面的衰老危机

骨髓中的间充质干细胞如同骨骼的"种子库"，能分化为成骨细胞补充骨量。但随着年龄增长，这些干细胞数量锐减，分化能力衰退，甚至"误入歧途"变为脂肪细胞。与此同时，成骨细胞工作效率降低，破骨细胞却依然活跃，如同建筑工人退休而拆迁队加班，最终导致骨小梁变细、骨皮质变薄，骨骼逐渐变成脆弱的"蜂窝煤"结构。

加速骨骼衰老的现代生活方式

（1）久坐不动的代价

骨骼遵循"用进废退"原则。运动时产生的机械应力会刺激成骨细胞活性，相当于给骨骼发送"加固"信号。久坐者骨骼缺乏必要的

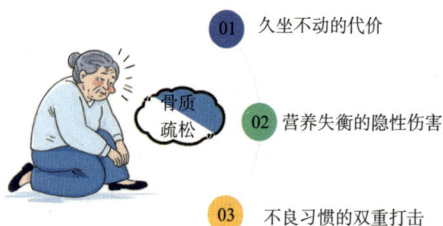

01 久坐不动的代价

02 营养失衡的隐性伤害

03 不良习惯的双重打击

刺激，每年骨量流失速度比运动人群高出 1.5 倍。特别是抗阻力训练（如举哑铃、弹力带训练），能显著提升骨密度。

（2）营养失衡的隐形伤害

钙、维生素 D、维生素 K 构成骨骼健康的"铁三角"：钙是建筑主材料，维生素 D 促进钙吸收（肠道钙吸收率可从 15% 提升至 30%~40%），维生素 K 则像"质检员"确保骨胶原正常矿化。现代人日均钙摄入量普遍不足 800mg（推荐量 800~1200mg），维生素 D 缺乏率更高达 60%~80%。高钠、高乙醇、高咖啡因、低纤维素摄入还会加速钙质排泄，相当于在骨骼账户上"透支"。

（3）不良习惯的双重打击

每吸一支烟，身体会产生 200 亿个自由基攻击骨细胞，尼古丁更会直接抑制成骨细胞活性。有研究显示，长期吸烟者骨密度比同龄人低 10%~15%，骨折风险增加 30%。相较于从不饮酒者，每日饮用 3 个单位酒精性饮料（约 24g 酒精，约等于白酒 60~75ml、啤酒 1000~1500ml 或红酒 420~480ml）可使髋部骨折

风险增加 33%。

守护骨骼的全生命周期策略

1 20-35 岁：打造"骨量银行"

此阶段是累积"骨量本金"的黄金期，通过每天 30 分钟负重运动（如跳绳、慢跑）、保证 800mg 钙 +800IU 维生素 D 摄入、避免碳酸饮料，可使峰值骨量提高 5%~10%。相当于在骨骼账户多存入 10~15 年的"抗衰老储备金"。

2 36-60 岁：减缓"资产缩水"

每年自然流失 0.5%~1% 骨量，需通过抗阻训练（如深蹲、划船机）维持机械刺激。女性绝经后、男性 50 岁后应进行骨质疏松风险评估。日晒不足者需补充维生素 D 「每日 1000~2000 国际单位（IU）」。

3 60 岁以后：预防"突发破产"

除坚持太极、八段锦等平衡训练预防跌倒，还需注重蛋白质摄入维持肌肉量（即肾功能正常的老年人每日蛋白质摄入量 = 体重（kg）×1.2~1.5g，如 60kg 老年人需要 72~90g 蛋白质 / 日，相当于 12 个鸡蛋的蛋白量或 300g 鸡胸肉）。居家防跌改造（如浴室防滑垫、夜间照明）可降低 50% 骨折风险。骨密度 T 值 ≤ −2.5，或 T 值介于 −1 与 −2.5 之间但存在脆性骨折，需在医生指导下进行药物干预。

以前认为骨骼衰老是无法阻挡的，老了骨头就会变脆、变松。研究发现，即使是 70 岁的老年人，通过科学的方法，也能让骨骼变得更年轻、更强壮！这就像是给骨骼"充电"，让它重新焕发活力，实现骨骼"逆生长"。如果进行为期 1 年的抗阻训练联合足量营养补充，可使腰椎骨密度提升 2%~3%；脉冲电磁场治疗可促进干细胞向成骨细胞分化。骨骼衰老虽是必然，但通过科学管理完全可以实现"优雅地老去"。

什么是骨质疏松症？

经常有患者说：骨质疏松我知道，就是骨头酥了。医学上定义骨质疏松症是一种以骨量低下、骨组织微结构损坏，导致骨脆性增加，易发生骨折为特征的全身性骨病。

把骨头比作蜂窝煤，可以帮助我们更好地理解骨头的结构和功能。它们都是多孔结构：蜂窝煤上有许多小孔，骨头内部也有类似的孔隙，这些小孔让煤块既轻便又结实。但如果这些孔洞变得越来越大、越来越多，煤块的结构就会变得脆弱，支撑力也会下降。

骨质疏松就像蜂窝煤的孔洞变得过多、过大。正常情况下，骨头的内部结构也有类似的小孔（尤其是松质骨部分），它们帮助骨头保持轻便和灵活。然而，当骨质疏松发生时，骨头的这些小孔变得更大、更多，骨头的密度下降，结构变得松散，就像蜂窝煤被过度"掏空"了一样。

结果就是，骨头变得脆弱，容易断裂，甚至轻微的碰撞或摔倒都可能导致骨折。这就是为什么骨质疏松症患者需要特别注意保护骨骼，补充钙和维生素 D，并通过适当的运动来增强骨密度，防止骨头像被"过度掏空的蜂窝煤"一样失去支撑力。

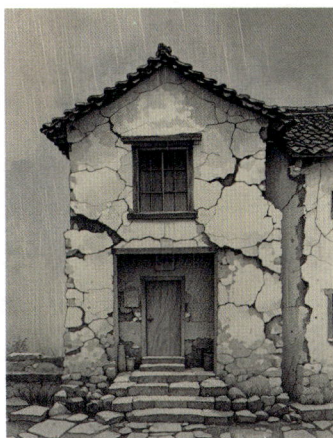

通过这种比喻，可以更直观地理解骨头的复杂结构和它在人体中的重要作用。

骨质疏松简单来说就像是骨头变成了"豆腐渣工程"。

我们的骨头是一个非常复杂又充满活力的"小世界"。正常的骨头就像一座结构坚固的大楼，有很多粗壮的"钢筋"和结实的"水泥"，这些"钢筋"和"水泥"让骨头既坚硬又有韧性，能够很好地支撑身体，让我们可以自由地跑、跳、走。但是，当患了骨质疏松症，这座"大楼"就出问题了。一方面，骨头里的"钢筋"——骨小梁，会变得越来越细，甚至有的还会断裂，就像大楼里的钢筋变少、变细了；另一方面，骨头里的"水泥"——骨基质（骨头的"硬材料"，主要由磷酸钙、碳酸钙和柠檬酸钙等无机盐组成）也会减少，这样骨头整体的密度就降低了，变得又松又脆。

这时候的骨头就很容易出问题，可能稍微摔一跤，甚至只是打个喷嚏、弯腰捡个东西，都有可能导致骨折。而且骨质疏松在早期可能没有什么特别明显的症状，就像"小偷"一样，悄悄地偷走骨头的健康，等我们感觉到疼痛或者发现身高变矮、驼背

15

了，可能骨质疏松已经比较严重了。

骨质疏松症是怎么发生的?

如果把人体骨骼比作一座建筑物，骨质疏松的发生过程就像建筑材料老化导致房屋结构脆弱。骨骼如同建筑中的钢筋混凝土，骨组织中的矿物质（如钙、磷）如同混凝土，胶原蛋白则像钢筋，共同构成坚固的支撑体系。这种精妙结构赋予骨骼足够的强度和韧性，既能承受身体重量，又能缓冲外力冲击。

骨骼这座"生命建筑"并非一成不变，每天都在进行动态更新。成骨细胞如同建筑工人不断形成新骨，破骨细胞则像拆迁队负责清除旧骨，正常情况下两者保持平衡。但随着年龄增长，这种平衡逐渐被打破：30~35 岁达到骨量峰值后，骨吸收速度开始超过骨形成速度，就像建筑材料的自然老化过程。导致这种"建筑老化"的关键因素有三个层面：

（1）**材料流失** 钙、磷等矿物质和胶原蛋白的流失，如同混凝土风化、钢筋锈蚀。女性绝经后雌激素骤降，会加速破骨细胞活动；老年人肠道吸收钙的能力下降，都加剧了这种流失。

（2）**结构破坏** 骨小梁（骨内部的网状支撑结构）变细断裂，骨皮质（外层致密骨）变薄，就像房屋的承重梁出现裂缝、墙体变薄。

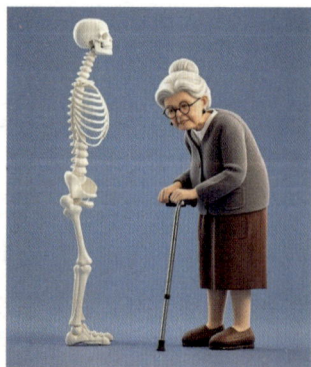

（3）**外力冲击**　肌肉力量减弱、平衡能力下降，如同建筑失去抗震设计，轻微碰撞就容易导致"墙体开裂"（骨折）。

这种"骨骼老化"的危险性常被低估。就像年久失修的老房子，骨质疏松症早期没有明显症状，但骨骼强度已悄然下降。当出现腰背疼痛、身高变矮（椎体压缩）时，往往已发生微骨折。严重的髋部骨折被称为"人生最后一次骨折"，一年内死亡率高达 20%。

哪些人容易得骨质疏松症？

亲爱的朋友们，今天来聊一个"骨感"的话题——哪些人容易得骨质疏松症？现在就让我们一起来揭开骨质疏松症的神秘面纱。

（1）**年龄大的人：骨质疏松的"老朋友"**

随着年龄的增长，骨密度会自然下降，就像一座老房子，年久失修，逐渐变得脆弱。老年人更容易患上骨质疏松症，尤其是65 岁以上的老年人。所以，年龄大了，别忘了给骨骼"体检"！

（2）**女性：绝经后的"骨感危机"**

女性，特别是绝经后的女性，患骨质疏松症的风险更高。这是因为雌激素水平下降，骨骼失去了"守护神"，骨质流失加速。绝经后的女性朋友们，一定要格外关注骨骼健康！

（3）**缺乏运动的人：骨骼的"懒汉"**

运动是骨骼的"健身房"，缺乏运动的人骨骼更容易变得脆弱。所以，动起来吧，别让骨骼"懒"出问题！

（4）晒太阳少的人：维生素 D 的"贫困户"

日晒可以促进皮肤合成维生素 D，而维生素 D 是钙的"搬运工"。晒太阳少的人，维生素 D 合成不足，钙吸收不好，骨质疏松的风险自然增加。所以，适当晒太阳，给骨骼"充充电"！

（5）营养不良、体重过低的人：骨骼的"饥饿者"

营养不良、体重过低的人，钙和维生素 D 摄入不足，骨骼缺乏"营养"，自然变得脆弱。所以，均衡饮食，给骨骼"吃饱喝足"！

（6）有不良生活习惯的人：骨骼的"破坏者"

吸烟、过量饮酒、喝咖啡、浓茶、碳酸饮料等不良习惯，会加速骨质流失。所以，戒烟限酒，别让骨骼"受伤"！

（7）高钠饮食的人：钙的"流失者"

高钠饮食会促进尿钙排泄，导致钙流失严重，骨密度下降。所以，少吃盐，别让钙"溜走"！

（8）有家族史的人：骨骼的"遗传密码"

骨质疏松症就像一种"遗传密码"，如果家族中有人患有骨质疏松症、脆性骨折史，其他家庭成员的风险也会增加。所以，有家族史的朋友们，更要关注骨骼健康！

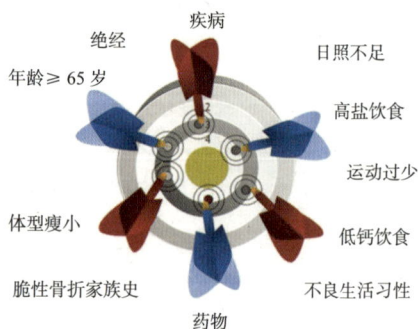

我国有多少骨质疏松症患者？

骨质疏松症已成为影响我国大众健康的"隐形"杀手。有数据显示，全国约有 9000 万骨质疏松症患者，相当于每 16 人中就有 1 人患病，其中女性占比高达 78%（约 7000 万）。

我国人口结构的"银发浪潮"进一步加剧了这一挑战。根据国家第七次全国人口普查公报报告，全国 60 岁以上老年人已达 2.64 亿，相当于每 5 人中就有 1 位银发族。更值得关注的是，65 岁以上群体中每 3 人就有 1 位面临骨质疏松症困扰（总患病率 32%），而女性患者比例更是突破半数大关——这意味着每 2 位老年女性中就有 1 人骨骼变得像"蜂窝煤"般脆弱。

通过全国性调查发现，骨骼健康问题呈现显著的"年龄阶梯"特征。50 岁是重要转折点：该年龄段人群骨质疏松症发病率达 19.2%，其中女性发病率是男性的 4.7 倍（32.1% VS 6.9%）。低骨量人群更为庞大：40~49 岁人群中，34% 已出现"骨骼亚健康"状态；到 50 岁后，近半数（46.4%）存在骨量减少，面临骨量流失风险，这些数据揭示了一个严峻现实：我国正面临"双重骨健康危机"——既有 9000 万已确诊患者需要治疗，更有 2.1 亿低骨量人群需要早期干预。这提示我们需要建立覆盖全生命周期的骨骼健康管理体系，特别是在女性更年期和男性老年期这两个关键窗口加强防控。

我国骨质疏松症的患病率

年龄	40~49 岁	50 岁以上	65 岁以上
总体	3.2%	19.2%	32%
男性	2.2%	6.0%	10.7%
女性	4.3%	32.1%	51.6%
城市	3.5%	16.2%	25.6%
农村	3.1%	20.7%	35.3%

我国骨量减少的患病率

年龄	40~49 岁	50 岁以上
总体	32.9%	46.4%
男性	34.3%	46.9%
女性	31.4%	45.9%
城市	31.2%	45.4%
农村	33.9%	46.9%

骨质疏松症的危害

要说最大的危害一定是骨折。每 7 秒钟有 1 个"心肌梗塞"或"脑中风"的患者，大家都很惧怕心脑血管疾病。但大众很少知道发生 1 例骨质疏松性骨折的速度比这些疾病快得多，全球每 3 秒就发生 1 例骨质疏松性骨折。一旦髋部骨折，骨折后 1 年内

20

死亡率高达 20%~30%，脊柱骨折的预期寿命可能会缩短 10 年。

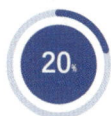

20% 的髋部骨折患者
一年内死于各种并发症

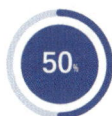

50% 的髋部骨折患者
一年内致残

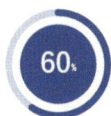

60% 的髋部骨折幸存者
一年后仍需要辅助

全球数据［据国际骨质疏松基金会（IOF）统计］显示：50 岁以上人群，约 1/3 女性和 1/5 男性会经历骨质疏松性骨折。《中国骨质疏松性骨折流行病学报告》显示：我国 50 岁以上人群中，骨质疏松性骨折的发生率为 20%~25%。

骨折的好发部位及发病率归纳如下：

（1）髋部骨折　髋部骨折是最严重的骨质疏松性骨折，近年来我国髋部骨折发生率呈显著上升趋势。1990~1992 年，50 岁以上髋部骨折发生率男性为 80/10 万，女性为 83/10 万；2002~2006 年，增长为男性 120/10 万和女性 220/10 万，分别增长了 1.6 倍和 2.76 倍。

（2）脊柱骨折　2000 年北京地区基于影像学的流行病学调查显示，50 岁以上女性椎体骨折患病率约为 15%，80 岁以上女性椎体骨折患病率可高达 36.6%。

（3）腕部骨折　尤其多见于绝经后女性。在 50 岁以上的人群中，腕部骨折的发生率相对较高，女性腕部骨折的发生率约为男性的 2~3 倍。

随着老龄化进程的加快，我国的情况也不容乐观，骨质疏松性骨折的患者数量不断增加，预测 2035 年我国居民主要部位（腕部、椎体和髋部）发生骨质疏松性骨折将约 483 万例次，2050 年将约达 599 万例次。

骨量减少——骨质疏松症的"前奏"

李奶奶因为骨质疏松骨折住院了，可把她折腾坏了。好在出院回家后，亲朋好友都来探望，让她心里暖乎乎的。李奶奶也是"吃一堑长一智"，在医院学了不少骨质疏松的知识，迫不及待地分享给好姐妹们。

大家一听，骨质疏松的危害这么大，赶紧到医院做骨密度检查。结果出来后，有的老年人是骨质疏松，有的则是骨量减少。听说骨量减少是骨质疏松症的"后备军"，骨量减少的老年人可着急了，大家忙问："什么是骨量减少？它和骨质疏松症有什么关系？"别急，咱们慢慢讲。

骨量减少是按照世界卫生组织（WHO）的标准，根据双能X线骨密度仪测定的骨密度结果得出的诊断。50岁以上的男性和绝经后的女性，通过骨密度检查看"T值"。要是T值大于–2.5但小于–1.0，就说明骨量减少了。如果不及时干预，骨量继续减少，就可能发展成骨质疏松，骨折的风险也会大大增加。也就是说，骨量减少是骨质疏松的"前奏"，就像粮仓、油库消耗一样，库存慢慢减少。骨密度降低也是一个逐渐的过程，打个比方，骨头就像一座房子，骨量就是盖房子用的砖块数量。正常的时候，砖块满满当当，房子结结实实，砖块少了，房子就没那么坚固了。骨量减少就是这个过程——骨头的"砖块"变少了，但还没少到"房子要塌"的地步。骨量减少就是机体的骨头状态处在正常和骨质疏松之间的状态。

什么原因导致了骨量减少呢？主要有两种情况。

第一种，年轻的时候，本来骨量能达到正常峰值，但随着年龄越来越大，加上一些像晒太阳少、不爱运动、饮食中钙摄入不足等容易引发骨质疏松的因素，骨量就慢慢下降，低于正常范围了。

第二种，年轻的时候就没好好"攒"骨量，骨量峰值没达到正常水平，后续就更容易出现骨量减少的问题。

发现骨量减少了怎么办呢？一旦发现骨量减少，就得赶紧行动起来，远离那些骨质疏松的危险因素。具体怎么做呢？首先，多晒太阳，让身体更好地合成维生素 D，促进钙吸收。每天适当运动也很重要，像散步、打太极拳，给骨头"加把劲"。饮食上，多吃些富含钙的食物，比如牛奶、豆制品、鱼虾等，这些食物不仅能补充钙，还能让骨头更结实。

总之，只有守住骨量，才能不让骨质疏松症找上门，让晚年生活更有"骨"气！希望大家都能重视起来，保护好骨头，健康快乐地生活！

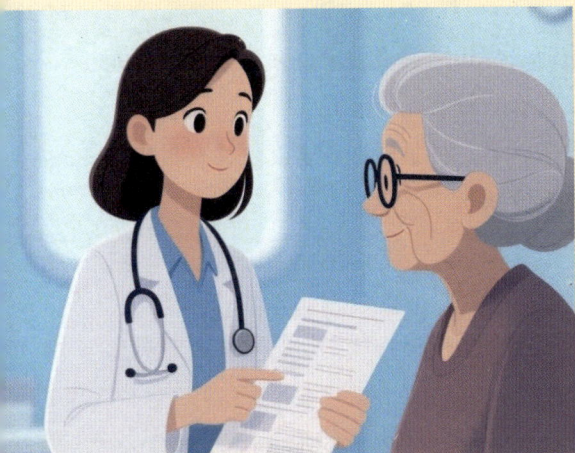

诊断篇

◎ 如何诊断骨质疏松症？

◎ 骨质疏松风险如何自我判断？

◎ 哪些人应该做骨密度检查？

◎ 测量骨密度有哪些方法？

◎ 轻松读懂骨密度检查报告单，
　守护骨骼健康

◎ 做骨密度检查辐射大吗？

◎ ……

如何诊断骨质疏松症？

在日常生活中，骨质疏松症正悄然威胁着许多人的健康，尤其是老年人。那么，该如何诊断骨质疏松症呢？

诊断标准基于两种方式，第一种是根据骨密度仪检查报告诊断，第二种是根据脆性骨折诊断。

1 诊断方法一

如果做了双能 X 线骨密度检查，就可以对照下表来诊断是否得了骨质疏松：

基于 DXA 测定骨密度的分类标准

诊断	T 值
正常	T 值 ≥ -1.0
骨量减少	-2.5 < T 值 < -1.0
骨质疏松	T 值 ≤ -2.5
严重骨质疏松	T 值 ≤ -2.5 且有脆性骨折

注：<小于，≤小于等于，≥大于等于。

2 诊断方法二

如果没有做双能 X 线骨密度检查，或者检查后 T 值没有达到 -2.5 以下，则可以对照下表诊断：

骨质疏松症诊断标准

骨质疏松诊断标准（符合以下三条中之一者）
髋部或椎体脆性骨折
双能 X 线骨密度测定中轴骨骨骼密度或桡骨远端 1/3 骨密度 T 值 ≤ –2.5
骨密度测定符合骨量减少 + 肱骨近端、骨盆或者前臂远端脆性骨折

要注意的是，对于儿童、绝经前女性和不到 50 岁男性，骨密度水平是使用 Z 值来判断的。Z 值 ≤ — 2.0 视为"低于同年龄段预期范围"或低骨量，需要请医生判断是否需抗骨质疏松治疗。

🌱 骨质疏松风险如何自我判断？

人们常说骨质疏松症是一个静悄悄的疾病，经常有患者问医生，"大夫，我怎么判断自己是否会得骨质疏松症呢？"，别着急，有两个骨质疏松症风险自我初筛的评估工具：

（1）一分钟测试题

它是由国际骨质疏松基金会（简称 IOF）制定，目前全球公认的骨质疏松症快速自我评价标准。该测试题简单快速，易于操作，但仅能用于初步筛查骨质疏松的风险，不能用于骨质疏松症诊断，该表的具体内容如下：

IOF 骨质疏松症风险一分钟测试题

编号	问题	回答
1	是否实际年龄超过 60 岁（女性）/70 岁（男性）？	是☐ 否☐
2	50 岁之后是否有骨折史？	是☐ 否☐
3	是否体质量过轻（BMI 值小于 19kg/m^2）？	是☐ 否☐
4	是否于 40 岁后身高减少超过 4cm？	是☐ 否☐
5	父母任何一方是否有髋部骨折史？	是☐ 否☐
6	是否存在任一以下情况：类风湿性关节炎、消化道疾病(炎性肠病、腹腔疾病)、糖尿病、慢性肾脏病、甲状腺或甲状旁腺疾病（甲状腺功能亢进症或甲状旁腺功能亢进症）、肺病（慢性阻塞性肺病）、长时间制动、艾滋病（HIV）？	是☐ 否☐
7	是否接受过以下药物治疗：曾服用类固醇激素（例如持续服用泼尼松 3 个月及以上）、噻唑烷二酮类药物、器官移植术后免疫抑制剂、抗抑郁药物、抗惊厥药物、抗癫痫药？	是☐ 否☐
8	女士回答：是否存在任一以下情况：乳腺癌、接受芳香化酶抑制剂治疗乳腺癌、早绝经、不正常闭经、卵巢切除或由于性腺功能减退导致的低雌激素水平？	是☐ 否☐

编号	问题	回答
9	男士回答：是否存在任一以下情况：前列腺癌、接受雄激素剥夺治疗前列腺癌、低睾酮（性腺功能减退）	是□ 否□
10	是否过量饮酒（每天超过 3 个单位）和 / 或是否目前吸烟?	是□ 否□

注：表格来源于《原发性骨质疏松症诊疗指南（2022）》

结果判断：上述问题，只要其中有一题回答结果为"是"，提示存在骨质疏松症的风险，建议进行骨密度检查或 FRAX 风险评估。

（2）OSTA 指数

计算方法：OSTA 指数 = [体质量（kg）– 年龄（岁）] × 0.2，适用人群：仅适用于亚洲人、绝经后妇女骨质疏松症自我筛查。注意事项：OSTA 所选用的指标过少，其特异性不高，需结合其他危险因素进行判断。

结果评定：风险级别分为低、中、高三个级别。主要根据年龄和体质量筛查骨质疏松症的风险。也可以通过简图根据年龄和体质量进行快速初步风险评估。

是否患有骨质疏松症，还需要进行骨密度检查，由专科医生对结果进行判断。

OSTA 指数评价骨质疏松症风险级别

风险级别	OSTA 指数
低	> –1
中	–1~–4

续表

风险级别	OSTA 指数
高	< −4

注：OSTA 为亚洲人骨质疏松症自我筛查工具

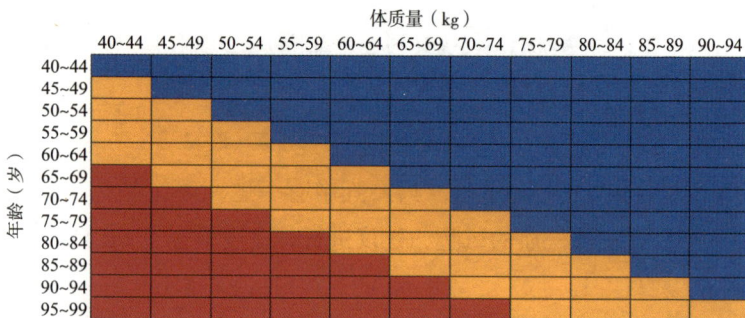

注：■为低风险，■为中风险，■为高风险；基于亚洲人骨质疏松症自我筛查工具（OSTA）年龄、体质量与骨质疏松风险级别的关系

注：表格来源于《原发性骨质疏松症诊疗指南（2022）》

哪些人应该做骨密度检查？

  骨质疏松症，听起来像是老年人的"专利"，但其实它悄悄潜伏在我们身边，伺机而动。很多人直到发生骨折才发现骨质疏松症，所以骨质疏松症的早期诊断非常重要。而骨质疏松症的诊断离不开骨密度检查。那么，哪些人需要提高警惕，且应及时进行骨密度筛查呢？

  以下几类人群应该考虑进行骨密度检查：

  （1）女性 65 岁以上和男性 70 岁以上者，无其他骨质疏松症危险因素。骨质疏松症的危险因素包括不可控因素和可控因素。

不可控因素包括种族、老龄化、女性绝经、脆性骨折家族史等。

可控因素包括不健康生活方式（如低钙饮食、缺乏运动、经常饮酒、吸烟、蛋白摄入不足、嗜喝咖啡、体重过轻、维生素 D 缺乏等）、疾病（如慢性肾脏及心肺疾病、风湿免疫性疾病、血液系统疾病等）和影响骨代谢的药物（如糖皮质激素等）。

（2）女性 65 岁以下和男性 70 岁以下，有 1 个或多个骨质疏松症危险因素者。

（3）有脆性骨折史的成年人。

（4）各种原因引起的性激素水平低下的成年人。

（5）X 线片已有骨质疏松症改变者。

（6）接受抗骨质疏松症治疗、进行疗效监测者。

（7）患有影响骨代谢的疾病（如类风湿性关节炎）或使用影响骨代谢药物史者（如糖皮质激素）。

（8）IOF 骨质疏松症风险一分钟测试题回答结果阳性者。

（9）OSTA 指数小于等于 –1 者。

所以，骨质疏松症并不是老年人的"专利"，它可能悄悄盯上任何人。通过骨密度检查，可以早发现、早预防，避免骨折的发生。切记，骨骼健康是幸福生活的基础，别等到发生骨折后才后悔莫及！

建议行骨密度检查的人群

符合以下任意一条，建议行骨密度测定
女性 65 岁以上和男性 70 岁以上者

女性 65 岁以下和男性 70 岁以下，有 1 个或多个骨质疏松危险因素者

有脆性骨折史的成年人

各种原因引起的性激素水平低下的成年人

X 线片已有骨质疏松改变者

接受骨质疏松治疗、进行疗效监测者

患有影响骨代谢的疾病或使用影响骨代谢药物史者

IOF 骨质疏松症一分钟测试题回答结果阳性者

OSTA 结果小于等于 –1 者

测量骨密度有哪些方法?

骨密度如同精准的"骨骼雷达"，可通过不同技术手段透视骨骼内部的世界。让我们以科学视角解析五大主流检测技术，揭开这些"骨骼侦察兵"的神秘面纱。

X 线片：骨密度测量的"元老"

X 线片可以说是骨密度测量工具里的"老前辈"了。放射科的医生对它的诊断标准也比较熟悉。直到现在，它还是检查脆性骨折，特别是胸椎、腰椎压缩性骨折的首选方法。不过，它也有自己的缺点。因为受医生主观判断的影响比较大，而且只有当骨量丢失达到30%以上时，在 X 线片上才能看出来异常，如同

老式相机难以捕捉晨雾中的细微变化，在骨量丢失的早期，用 X 线片很难发现问题。

双能 X 线骨密度仪：测量骨密度的"公平秤"

双能 X 线骨密度仪是目前全球范围内测量骨密度的通用标准，就好比是一个"公平秤"。它主要测量的部位是中轴骨，也就是腰椎和股骨近端。不过，它也不是完美无缺的。它只能反映面积骨密度，单位是 g/cm^2，测出来的是骨矿盐在一个平面内的投射含量，如同将立体雕塑投影为平面画像，对骨骼三维结构的解析存在一定局限。

定量计算机断层照相术（QCT）：CT 检查的"骨密度妙用"

定量计算机断层照相术，就是 CT 检查，它可以分别测量松质骨和皮质骨的体积密度，能够非常敏感地反映出骨质疏松症早期松质骨丢失的情况。

QCT 是在 CT 设备上，应用体模和分析软件检测骨密度的一种方法，优点是对于肥胖、脊柱退变或腹主动脉钙化等患者，QCT 检测更为准确，但国际上还没有建立统一的诊断标准，而且对于骨质疏松症药物疗效的评估和预测骨质疏松性骨折的发生风险方面，还需要进一步研究。

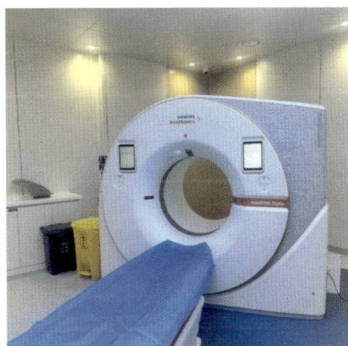

外周骨密度测量：骨质疏松症风险的"侦察兵"

外周骨密度测量的方法有很多，如外周定量计算机断层照相术、外周双能 X 线骨密度仪、单能 X 线骨密度及放射吸收法等，这些方法都是用 X 线来测量骨密度的。不过呢，目前外周骨密度测量还不能用来诊断骨质疏松症，它主要是用于筛查有骨质疏松症风险的人群，以及评估骨质疏松性骨折的风险。

定量超声骨密度测量仪：便携又无辐射的"筛查小能手"

定量超声骨密度测量仪主要测量感兴趣区，包括软组织、骨组织、骨髓组织结构对声波的反射和吸收所造成超声信号的衰减结果。它通常测量的部位是跟骨。这种仪器非常便携，而且没有辐射，也可以用来筛查有骨质疏松症风险的人群，以及评估骨质疏松性骨折的风险。但是要注意，它不能用来诊断骨质疏松症，也不能评估药物治疗的效果。如果用定量超声骨密度测量仪筛查出是高危人群，建议再用双能 X 线骨密度仪来进一步测量骨密度。

现在大家对测量骨密度的方法是不是有了更清楚的认识啦？希望这些知识能帮助大家更好地了解自己的骨骼健康哦！

轻松读懂骨密度检查报告单，守护骨骼健康

骨密度的测量方法有多种，每种方法都有各自的参考范围。以最常用的双能 X 线骨密度仪的报告为例来给大家讲讲如何解读骨密度检查报告单。

双能 X 线骨密度仪的报告一般是彩色的，就像红绿灯一样，分为黄绿红三种颜色。即使不看上面的数字，仅通过颜色也能大致了解自己的骨密度状态。

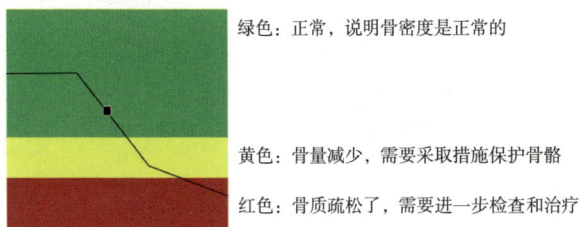

绿色：正常，说明骨密度是正常的

黄色：骨量减少，需要采取措施保护骨骼

红色：骨质疏松了，需要进一步检查和治疗

如果想更仔细地了解自己的骨密度情况就需要根据年龄来区分了。

对于 50 岁及以上的男性和绝经后的女性，以 T 值来判断骨密度情况。T 值代表的是和同种族、同性别的青年人峰值骨密度相比的差异。具体来说：

T 值大于等于 –1.0，那就说明骨密度正常。

T 值在 –1.0 和 –2.5 之间，就是骨量减少。

T 值小于等于 –2.5 时，就可以诊断为骨质疏松了。

而对于小于 50 岁的男性和未绝经的女性，则是以 Z 值来判断骨密度。Z 值代表的是和同种族、同性别、同年龄人群骨密度平均值相比的差异。

Z 值大于 –2.0，那骨密度就是正常的。

Z 值小于等于 –2.0，那就意味着骨量低于正常。

这里要特别提醒大家，因为 Z 值主要是用于相对年轻的人群，所以一旦发现 Z 值出现异常，可千万不能大意，一定要及时去医院就诊，让医生进一步检查和诊断，判断是不是有什么潜在的问题。

正位脊柱: L1-L4 (骨密度)

左侧股骨: 颈(骨密度)

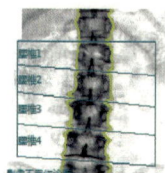

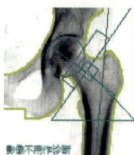

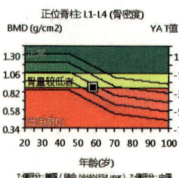

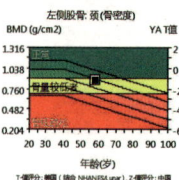

区域 (Regions)	骨密度 BMD(g/cm²)	与年轻成年人比 T-score (YA)	WHO世界卫生组织分类
腰椎1	0.781	-2.9	骨质疏松
腰椎2	0.823	-3.1	
腰椎3	0.963	-2.0	
腰椎4	0.920	-2.3	
L1-L2	0.803	-3.0	
L1-L3	0.861	-2.6	
L1-L4	0.878	-2.5	
L2-L3	0.896	-2.5	
L2-L4	0.905	-2.5	
L3-L4	0.940	-2.2	

区域 (Regions)	骨密度 BMD(g/cm²)	与年轻成年人比 T-score (YA)	WHO世界卫生组织分类
颈	0.865	-1.2	骨量较低者
全部	0.927	-0.6	正常

做骨密度检查辐射大吗？

骨质疏松症的诊断离不开骨密度检查，那这个检查有没有辐射呢？会对身体造成危害吗？

目前临床上诊断骨质疏松症的通用标准是双能 X 线吸收检测法（DXA），它的辐射剂量非常低，远低于其他放射性检查，一次骨密度检查的辐射剂量差不多相当于一次胸部 X 线片的 1/30，相当于一次腹部 CT 的 1%。

打个比方，每天在自然环境中接触到的辐射都很微弱，比如阳光、土壤里的矿物质等，但这些一直存在。骨密度检查的辐射量，大概就和在自然环境中一天接触到的辐射差不多，比坐飞机的辐射还少很多。因此这个检查还是很安全的，即使多次检查，累计辐射剂量也不会对健康造成显著影响，所以这方面您大可放心。

虽然双能 X 线（DXA）检查的辐射剂量很低，但通常不建议孕妇进行该检查，除非在医生的建议下，认为检查的益处大于潜在的风险。由于儿童对辐射较为敏感，通常只有在确有必要时才会进行双能 X 线（DXA）检查。

总的来说，骨密度检查的辐射非常小，对身体几乎没有什么影响，如果医生建议您做骨密度检查，完全不用担心辐射的问题，该查就查，这样才能更好地了解自己的骨骼健康情况。

儿童适合做骨密度检查吗？

骨密度 60%~80% 由遗传因素决定，20%~40% 受后天生长发育和生活方式的影响。现今普遍认为骨密度与种族、年龄、性别、肥胖、日光照射时间、睡眠质量、膳食营养、运动等多种因素有关。不少家长担心孩子缺钙影响生长发育，听说骨密度检查能直观反映骨骼发育情况、钙的含量，寒暑假内分泌门诊就多了一批前来咨询的家长。那么，对于健康儿童，骨密度检查通常不推荐作为常规检查。原因如下：

（1）儿童骨骼处于快速生长期　当处于婴幼儿或者青春期等骨骼快速生长期，会出现线性生长（即身高的增长）和骨矿物质积累（即骨密度的增加）之间的不同步现象。检测到的骨密度低，很多时候是因为孩子正处于生长期，而不是真正的骨骼健康问题。这种现象被称为"生理性骨密度低"，是正常的生长表现。

（2）缺乏儿童骨密度的诊断标准　目前国内外没有针对婴幼儿和儿童的骨密度临床诊断标准，检查结果难以科学解读，无法准确判断是否缺钙或存在骨骼问题。

（3）**骨密度检查主要用于成人**　这项检查更多用于评估成年人骨质疏松症风险，对于健康儿童来说，意义有限。

如果有以下情况，医生可能会建议做骨密度检查：

- 反复骨折（如 10 岁前发生 2 次以上长骨骨折）。
- 患有内分泌疾病（如 1 型糖尿病、特纳综合征等）。
- 长期使用激素类药物。
- 存在成骨不全症等遗传性骨骼疾病。
- 影像学检查发现骨质异常。

总结：骨密度检查对健康儿童意义不大，更多用于有特殊骨骼问题的儿童。家长应关注孩子的整体生长发育，而不是过度依赖某项检测结果。

孕妇能做骨密度检查吗？

孕妇可以做骨密度检查，但一般不建议常规做，具体要看情况。

原因如下：

（1）**孕期骨骼变化是正常现象**

怀孕时，妈妈的身体会优先把钙"借"给宝宝发育骨骼，这可能导致妈妈骨密度暂时下降。但这

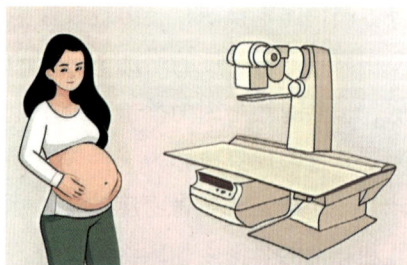

种下降是生理性的，就像"临时拆东墙补西墙"，产后通过哺乳期结束和合理补钙，大部分妈妈骨密度会自然恢复。

（2）检查结果的解读有特殊性

孕期骨密度检查结果可能偏低，但这不一定代表骨骼有问题。如果盲目检查，反而可能引起不必要的焦虑。

🏥 骨质疏松症的常见症状有哪些？

经常有绝经后女性会问："听说绝经后特别容易得骨质疏松症，那这病到底有啥症状呀？"一般来说，绝经后骨质疏松症在早期常常没啥明显症状，就像一个静悄悄的"潜伏者"，也被叫做"沉默的杀手"。但随着病情慢慢发展，当骨量不断丢失，骨的微观结构遭到破坏，骨骼的力学性能变差，甚至出现微骨折的时候，各种症状就会显现出来，比如腰背疼痛或者全身疼痛、身高变矮、驼背，还可能发生脆性骨折，有的人可能只是咳嗽、打个喷嚏就肋骨骨折了，或者弯个腰就骨折了。很多人都是骨折了才发现自己原来有骨质疏松症。

那么骨质疏松症的常见症状有哪些呢？

（1）骨骼疼痛 最常见的是腰背疼痛，也可能是全身骨痛。这种疼痛在晚上或者负重活动的时候会更厉害，还可能伴有肌肉痉挛，活动也会受到限制。需要注意的是，骨质疏松症引起的骨骼疼痛是弥漫性的，没有一个固定的疼痛部位，也检查不到明显的压痛点，而且一般疼痛程度不是特别严重。如果患者出现了很严重的骨痛，很可能是其他原因导致的，如骨质疏松性骨折、肿瘤骨转移、多发性骨髓瘤等。

（2）**脊柱变形**　对于骨质疏松症比较严重的患者，因为椎体发生了压缩性骨折，就会出现身高变矮或者脊柱驼背畸形的情况。这可不是小事，脊柱变形可能会压迫到脊髓神经，还会影响心肺以及腹部脏器的功能，出现便秘、腹痛、腹胀、食欲减退等不适症状。如果发现自己的身高比年轻的时候下降超过 3cm，或者每年身高下降超过 2cm，那很可能是出现了椎体压缩性骨折，最好尽快去医院检查。

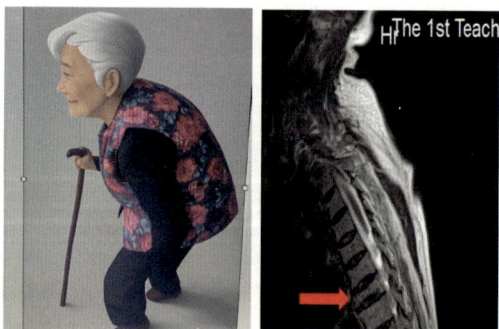

（3）**骨折**　骨质疏松症导致骨折的常见部位有椎体（主要是胸椎、腰椎）、髋部（股骨近端）、前臂远端和肱骨近端等。一旦发生了骨质疏松性骨折，再次骨折的风险会大大增加。

（4）**对心理状态及生活质量的影响**　骨折带来的疼痛，再加上需要长期卧床，很多患者会出现焦虑、抑郁、恐惧的情绪，自信心也会受到打击，甚至连自主生活的能力都会下降。

骨质疏松症虽然听起来可怕，但它是可防可治的疾病。不过它的致残致死率挺高的，严重影响患者的生活质量。所以，早发现早治疗真的太重要啦！希望大家都能重视起来，保护好自己的骨骼健康。

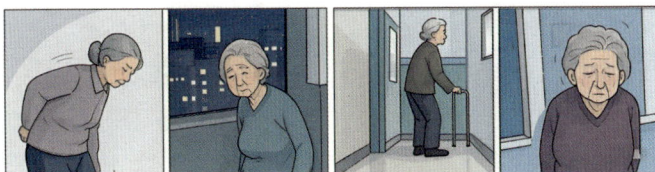

骨骼疼痛　　　脊柱变形　　　骨折　　　对心理状态及生活
　　　　　　　　　　　　　　　　　　　　　质量的影响

骨质疏松症包括哪些类型？

今天王阿姨一见到我，就满脸好奇地问道："大夫，听说李大姐去医院做骨密度检查，结果是骨质疏松。后来进一步检查，发现甲状旁腺长了肿瘤，医生诊断是原发性甲状旁腺功能亢进症，说是这个病引起的继发性骨质疏松。原来骨质疏松症还有继发性的呀？""是啊，王阿姨，我正好给您详细讲讲骨质疏松症都有哪些类型。"

骨质疏松症分为原发性和继发性这两大类型。

原发性骨质疏松症又包括绝经后骨质疏松症（Ⅰ型）、老年骨质疏松症（Ⅱ型）和特发性骨质疏松症（青少年型）。绝经后骨质疏松症一般在女性绝经后的 5~10 年出现。老年骨质疏松症通常是指 70 岁以后发生的骨质疏松。而特发性骨质疏松症主要出现在青少年群体中，目前它的病因还不太明确，可能和遗传因素有关。

```
                           ┌── 绝经后骨质疏松症（Ⅰ型）
              ┌─ 原发性骨质疏松 ─┤── 老年骨质疏松症（Ⅱ型）
              │            └── 特发性骨质疏松症（青少年型）
  骨质疏松症分类 ─┤
              │            ┌── 疾病诱导
              └─ 继发性骨质疏松 ─┤── 药物诱导
                           └── 其他病因
```

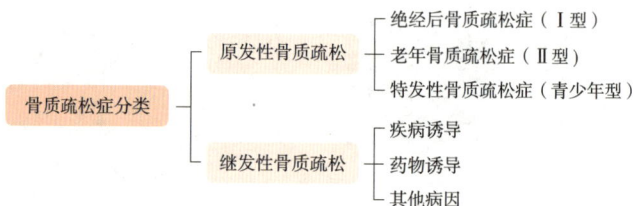

　　继发性骨质疏松症是由影响骨代谢的疾病、药物或者其他明确病因所导致的。比如糖皮质激素、质子泵抑制剂、抗抑郁药物等这些常见药物，还有糖尿病、甲亢、甲状旁腺功能亢进症、类风湿性关节炎、系统性红斑狼疮、肾脏病等疾病，都可能引发继发性骨质疏松症。

　　我跟王阿姨强调，一旦骨密度检查诊断出骨质疏松，一定要去正规医院做全面检查。只有先排除了继发性骨质疏松症的可能性，才能按照原发性骨质疏松症来进行有针对性的治疗，从而达到更好的治疗效果，保障骨骼健康。

哪些疾病容易误认为原发性骨质疏松症？

　　有很多疾病都容易让人误以为得了原发性骨质疏松症，如果没有及时诊断清楚，会延误治疗。

1 内分泌与代谢方面的疾病

　　原发性甲状旁腺功能亢进症：甲状旁腺分泌过多的甲状旁腺激素，会让骨头里的钙被大量释放到血液中，骨头里的钙少了，就容易骨质疏松。

性腺功能减退症：像女性早绝经，就是卵巢功能过早下降，雌激素分泌不足，骨头就容易"松"。还有席汉综合征，是产后大出血损伤了垂体，影响了性激素分泌，也会让骨头变"脆"。男性的克兰菲尔特综合征、雄激素不敏感综合征，会让男性的雄激素分泌或作用出现问题，同样会增加骨质疏松的风险。

库欣综合征：身体里的肾上腺皮质激素分泌过多了，会抑制成骨细胞的活性，让新骨头长得少，旧骨头还被吸收得快，骨头就不结实了。

甲状腺功能亢进症（甲亢）：甲状腺激素太多，会让骨头的代谢加快，破骨细胞太活跃，骨头被破坏得快，而新骨头生长跟不上，骨头就容易疏松。

高泌乳素血症：泌乳素太高会影响性激素的分泌，进而影响骨头的健康，让骨头变得脆弱。

糖尿病：不管是 1 型糖尿病还是 2 型糖尿病，血糖长期控制不好，会影响骨头的代谢，还会让神经和血管受损，影响骨头的营养供应，导致骨质疏松。

神经性厌食：过度节食，身体营养不够，尤其是钙、维生素 D 等对骨头重要的营养物质缺乏，骨头就会变得不健康，容易骨质疏松。

② 风湿和自身免疫性疾病

类风湿性关节炎：身体的免疫系统攻击关节，产生的炎症会影响到骨头，让破骨细胞活跃，破坏关节周围的骨头，导致骨质疏松。

系统性红斑狼疮：免疫系统紊乱，会产生很多自身抗体，这些抗体不仅会攻击身体的其他器官，也会影响骨头的代谢，还会影响激素水平，增加骨质疏松的风险。

强直性脊柱炎：主要侵犯脊柱等关节，炎症会影响骨头的正常结构和代谢，时间长了，骨头就容易疏松。

银屑病：皮肤上有炎症，可能会引起身体其他部位的炎症反应，影响到骨头，导致骨质疏松。

③ 胃肠方面的疾病

炎性肠病：像克罗恩病、溃疡性结肠炎，肠道有炎症，会影响营养物质的吸收，像钙、维生素 D 等对骨头好的东西吸收少了，骨头就容易出问题。

原发性胆汁性肝硬化：肝脏的胆汁分泌和排泄出问题了，会影响脂肪的消化吸收，而维生素 D 是脂溶性维生素，脂肪缺乏会影响其吸收，继而影响钙的吸收和利用，导致骨质疏松。

胃肠手术和减重手术：手术后肠道的结构和功能改变了，营养吸收的面积减少或者吸收过程受影响，钙等营养物质吸收不足，骨头就会因为"缺营养"而疏松。

小肠吸收不良综合征：小肠不能很好地吸收营养，钙、蛋白质等对骨头重要的物质都吸收不好，骨头就会变得脆弱。

乳糜泻：吃了含有麸质的食物后，肠道会产生免疫反应，损伤小肠黏膜，影响营养吸收，导致骨质疏松。

胰腺疾病：胰腺出问题会影响消化液的分泌，食物消化不好，营养吸收也受影响，骨头就得不到足够的营养支持。

④ 血液系统疾病

多发性骨髓瘤： 骨髓里的浆细胞出了问题，大量增殖，会产生一些物质破坏骨头，还会影响造血功能，让骨头失去正常的支撑和营养，容易发生骨折和骨质疏松。

血友病： 因为凝血因子缺乏，经常会有出血情况，出血在关节等部位，会引起炎症，慢慢就会破坏关节周围的骨头，导致骨质疏松。

淋巴瘤、白血病： 这些癌细胞在骨髓里大量增殖，会占据正常造血细胞的空间，影响骨头的正常代谢，还会产生一些细胞因子破坏骨头。

地中海贫血、镰刀细胞病： 这两种病会让红细胞的形态和功能异常，身体长期处于缺氧状态，会影响骨头的代谢，导致骨质疏松。

系统性肥大细胞增多症： 身体里的肥大细胞增多，会释放一些物质影响骨头的代谢，让破骨细胞活性增加，从而使骨头被破坏。

⑤ 神经肌肉疾病

癫痫： 经常发作会影响身体的代谢和神经调节，还可能影响激素水平，长期下来会对骨头有不良影响，增加骨质疏松的风险。

脑卒中： 就是俗称的中风，得病后可能会有肢体活动障碍，运动量减少，骨头缺乏锻炼，就容易疏松。

多发性硬化： 神经系统出问题，会影响神经对肌肉和骨头的调节，肌肉活动减少，骨头也会受影响，变得疏松。

帕金森病：患者行动迟缓，活动量少，肌肉力量下降，对骨头的牵拉刺激减少，骨量就容易丢失，变得疏松。

脊髓损伤：受伤后下肢等部位可能不能正常活动，骨头长期得不到足够的应力刺激，就会慢慢疏松。

肌营养不良：肌肉本身有问题，力量差，不能很好地支撑和保护骨头，骨头也容易出现骨质疏松。

6 其他疾病

尿毒症：肾脏功能差了，不能很好地排出身体里的废物，也不能很好地调节钙、磷等物质的平衡，会影响骨头的代谢，导致骨质疏松。

充血性心力衰竭：心脏功能不好，身体血液循环差，骨头的血液供应也受影响，营养物质不能很好地送到骨头，骨头就容易出问题。

慢性阻塞性肺疾病：呼吸功能不好，身体缺氧，会影响骨头的代谢，而且这类患者经常需要用一些糖皮质激素治疗，也会加重骨质疏松。

抑郁症：患者可能食欲不好，营养摄入不足，而且情绪问题会影响激素分泌和神经调节，也会增加骨质疏松的风险。

艾滋病：艾滋病病毒会侵犯免疫细胞，导致免疫力下降，容易出现各种感染和炎症，会影响骨头的健康，还可能影响激素水平，导致骨质疏松。

7 遗传性疾病

成骨不全：也叫脆骨病，是天生的基因问题，导致骨头里的胶原蛋白等成分有缺陷，骨头很脆，容易骨折和骨质疏松。

囊性纤维化：基因缺陷导致身体多个器官有问题，包括影响消化和营养吸收，也会影响骨头的健康，导致骨质疏松。

糖原累积症：身体不能正常代谢糖原，会影响能量供应和代谢平衡，对骨头的生长和维持也有不良影响。

戈谢病：是一种溶酶体贮积症，会有一些物质在细胞里堆积，影响细胞功能，包括影响骨头里的细胞，导致骨质疏松。

血色病：身体里的铁元素太多，沉积在各个器官和组织，包括骨头，会影响骨头细胞的功能，导致骨质疏松。

"医生，您告诉我们骨质疏松还有原发和继发之说，区别它们的不同，一定是治疗方案也不同吧？"

"当然，下面我将给您们举几个病例，希望你们和读者对继发性骨质疏松有所了解，以免误诊误治。"

内分泌方面疾病	神经肌肉疾病
◎原发性甲状旁腺功能亢进症	◎癫痫
◎性功能减退症	◎脑卒中
◎库欣综合征	◎多发性硬化
◎甲状腺功能亢进症	◎帕金森病
◎高泌乳素血症	◎脊髓损伤
◎糖尿病	◎肌营养不良
◎神经性厌食	**风湿和自身免疫性疾病**
血液系统疾病	◎类风湿性关节炎
◎多发性骨髓瘤	◎强直性脊柱炎
◎血友病	◎银屑病
◎淋巴瘤、白血病	**遗传性疾病**
◎地中海贫血、镰刀细胞病	◎成骨不全
◎系统性肥大细胞增多症	◎囊性纤维化
胃肠方面的疾病	◎糖原累积症
◎炎性肠病	◎戈谢病
◎原发性胆汁性肝硬化	◎血色病
◎胃肠手术和减重手术	**其他疾病**
◎小肠吸收不良综合征	◎尿毒症
◎乳糜泻	◎充血性心力衰竭
◎胰腺疾病	◎抑郁症
	◎慢性阻塞性肺病

骨头总疼，可能是低血磷性骨软化症

继发性骨质疏松症　案例一

这是藏在脚趾缝里的怪病：一个误诊 6 年的真实故事。

39 岁的小明被怪病折磨了 6 年。因为 6 年前的一次腰部扭伤就落下了腰和髋部疼痛的病根，当时医院诊断是"软组织损伤"，治疗后疼痛减轻，小明也没当回事。可 3 年前，疼痛卷土重来，还变本加厉，腿也开始疼，尤其是大腿，还觉得全身无力。辗转多家医院，做了化验、磁共振等一堆检查，说是得了"强直性脊柱炎，骨质疏松症"，治疗了 1 个月，一点儿效果都没有，小明只好停药。这一年来，小明的日子更难熬了，两个小腿和双脚也开始疼，活动后疼得更厉害，晚上疼得睡不着觉，连在床上翻身都困难，甚至 3 年内身高缩短约 5cm。慢慢地，小明连路都走不了，只能靠拐杖或者轮椅出行。

诊疗过程：经过仔细的询问病史和查体，我发现小明骨骼疼痛非常严重，从下肢开始，逐渐加重，日常活动比如翻身、抬举胳膊都受到影响，原发性骨质疏松症骨骼疼痛不会这么严重。仔细看发现小明的血磷竟然低到 0.4mmol/L，同时碱性磷酸酶（ALP）升高至 191U/L，24 小时尿磷升高，还在他右脚趾缝里发现一个直径约 1cm 的小疙瘩，才揪出真凶——肿瘤相关性低血磷性骨软化症（TIO）。这个不起眼的小肿瘤，竟是偷走他骨骼

"生命力"的罪魁祸首。

1 什么是肿瘤相关性低血磷性骨软化症？

肿瘤相关性低血磷性骨软化症是一种罕见的副肿瘤综合征，由肿瘤产生过多的成纤维细胞生长因子 23（FGF23）引起以低磷血症为主要特征的骨骼矿化障碍性疾病，而肿瘤通常间质来源。临床主要表现为较严重四肢无力、行走困难、驼背畸形、骨痛、身材变矮等，容易合并骨折等。

2 钙和磷——骨骼的"钢筋水泥"

如果把骨骼比作房子，钙是砖块，磷就是水泥。大家熟知钙对骨骼很重要，还有一个也非常重要，就是磷元素。钙和磷就像一对好兄弟，钙和磷两者结合沉积到骨头上，才能形成坚硬的"钢筋水泥"（羟基磷灰石）。磷是骨骼和牙齿非常重要的物质，成人体内含有 600~900g 的磷，体内磷的 85.7% 集中于骨和牙，其余分散在全身各组织及体液中，其中一半存在于肌肉组织。如果磷严重缺乏，骨骼就像用劣质水泥盖房，看似成型，实则一碰就"酥"。

- 儿童缺磷：骨骼变形（O 型腿、X 型腿、鸡胸）、长不高。
- 成人缺磷：骨痛、乏力、身高缩短，甚至咳嗽、翻身都会骨折。

小明的怪病根源：脚趾缝的肿瘤分泌一种"偷磷物质（FGF23）"，导致肾脏疯狂排磷，血液中的磷被"偷光"，骨骼逐渐"软化"。

③ 碱性磷酸酶

看到化验单上"碱性磷酸酶（ALP）"升高，很多人第一反应是担心肝病。其实它就像个"多功能工人"：既在肝脏工作，又在骨骼里帮忙盖楼。当其他肝功能指标都正常，只有 ALP 异常时（升高或降低），很可能是骨骼在悄悄报警！

④ 这种疾病为何容易被误诊？

- 症状像"骨质疏松"：骨痛、易骨折、骨密度低。
- 忽视血磷、碱性磷酸酶这些指标：血磷就像被忽视的"骨骼建筑工人"，且很多医院不查这个项目，特别是基层医院。如果医生怀疑你有骨骼问题（比如腰背痛、身高变矮），记得主动要求查血磷——这可能是发现问题的重要线索！下次拿到体检报告，如果发现这两个指标异常，记得找内分泌科医生咨询——你的骨骼可能在向你求救！他们可是藏在体检单里的骨骼健康密码。
- 常规治疗会加重病情：比如补钙、打"护骨针"（双膦酸盐等抑制骨吸收的药物），反而让骨骼更脆弱；
- 肿瘤藏得深：TIO 的肿瘤多为良性，常躲在鼻腔、四肢、骨骼等隐蔽角落，CT 可能看不到。

小明的教训：按其他疾病治疗多年无效，直到医生查血发现血磷极低（0.4mmol/L）、碱性磷酸酶升高（191U/L），才锁定"真凶"。

5 4 类人要特别警惕

1. 长期骨痛＋乏力，尤其夜间加重、活动后加剧。

2. 身高明显变矮（如半年内变矮 3cm 以上）。

3. 按骨质疏松治疗无效。

4. 莫名出现骨折或骨骼畸形（如驼背、腿弯）。

有以上情况务必做这些检查：

● 抽血查血磷、血钙、碱性磷酸酶。

● 24 小时尿检（看肾脏是否"漏磷"）。

● 全身特殊扫描（如 ^{68}Ga–PET/CT、奥曲肽显像）找肿瘤。

6 手术切瘤，重获新生

TIO 是少数能"治愈"的骨病：

● 手术彻底切除肿瘤，血磷短时间内会回升，骨痛 2~4 周缓解。

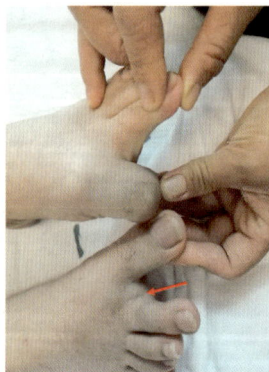

● 若肿瘤无法切除，需长期服用"磷＋活性维生素 D"组合药物。

小明的幸运：脚趾缝的肿瘤被成功切除，如今已能独立行走，身高也停止了下降。

如果你或家人长期骨痛、治疗无效，一定要去内分泌科排查。

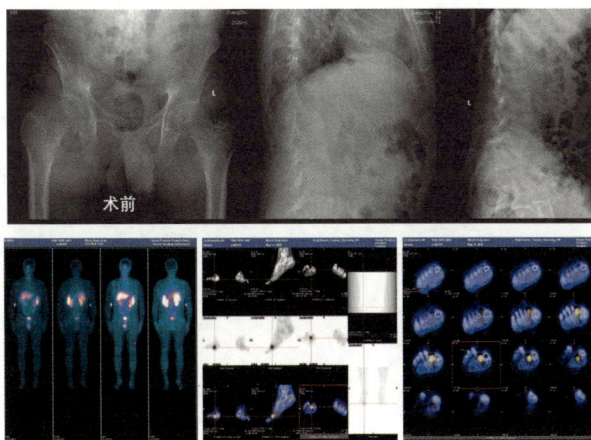

术前

骨头总疼，可能是原发性甲状旁腺功能亢进症

继发性骨质疏松症　案例二

藏在甲状腺后面的小腺体——甲状旁腺，块头虽小但功能大：一个误诊 10 多年的真实故事。

张阿姨，72 岁，10 年前开始出现双侧膝关节活动时疼痛，当地医院诊断为骨质疏松症，给予钙片和骨化三醇治疗，并配合理疗，疼痛有所缓解。6 年前，她因摔倒导致髋关节疼痛，经过理疗和输液治疗后效果不佳。5 年前，她出现腰背部疼痛，活动后加重，但未就医。1 个月前，疼痛明显加重，尤其是髋关节疼痛剧烈，无法行走和翻身，当地医院检查后仍诊断为骨质疏松症。最终，张阿姨来到我院寻求进一步诊治。

诊疗过程：经过详细询问，我发现张阿姨近 10 年来食欲不佳，体重下降了 15kg，并且有肾结石病史。我为她安排了血钙、血磷、甲状旁腺激素检测以及骨密度和影像学检查。结果显示，她的血钙升高至 2.75mmol/L，血磷降低至 0.56mmol/L，而甲状旁腺激素高达 1598pg/ml。这些结果提示张阿姨可能患有原发性甲状旁腺功能亢进症。

1 什么是原发性甲状旁腺功能亢进症？

原发性甲状旁腺功能亢进症是由于甲状旁腺组织本身病变（如肿瘤或增生）导致甲状旁腺激素分泌过多，进而引起血钙升高、血磷降低的一种疾病。甲状旁腺激素过多会促使骨骼中的钙释放到血液中，导致骨钙流失，时间久了就会引发继发性骨质疏松。此外，高血钙还可能导致肾结石、消化系统症状（如恶心、呕吐、便秘）、口渴、多饮、多尿以及其他并发症。

2 为什么容易被误诊为骨质疏松？

原发性甲状旁腺功能亢进症常见的骨折症状包括骨痛、骨折、身高变矮等，这些症状与原发性骨质疏松症非常相似。如果不进行血钙、血磷和甲状旁腺激素检测，很容易误诊为原发性骨质疏松症。误诊后，如果盲目补充钙剂，反而会加重高钙血症，导致病情恶化。

3 **哪些症状需要警惕原发性甲状旁腺功能亢进症？**

如果患者出现以下症状，应考虑原发性甲状旁腺功能亢进症的可能性：

- 反复发作的肾结石。
- 不明原因的骨痛、骨折或身高变矮。
- 口渴、多饮、多尿。
- 消化系统症状（如恶心、呕吐、便秘）。
- 复发性胰腺炎或久治不愈的消化性溃疡。
- 影像学检查发现骨骼出现类似"骨囊肿"或"巨细胞瘤"的病变。

4 **如何确诊？**

确诊原发性甲状旁腺功能亢进症需要结合血钙、血磷、甲状旁腺激素检测、24小时尿钙以及影像学检查（如甲状旁腺超声或核素扫描）。

5 **如何治疗？——手术切瘤，重获新生**

如果发现甲状旁腺肿瘤或增生，手术切除是首选治疗方法。术后，血钙和甲状旁腺激素水平通常会恢复正常，骨密度也会逐渐改善。如果不能手术，可选择药物等保守治疗。

张阿姨故事的教训：按骨质疏松治疗多年无效，直到医生查血发现血钙升高（2.75mmol/L）、甲状旁腺激素升高（1598pg/ml），在甲状旁腺找到肿瘤，最终才真相大白。

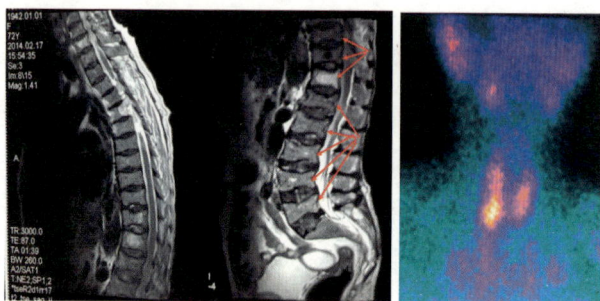

甲状旁腺 ECT：甲状腺右叶下极甲状旁腺显像阳性

骨头总疼，可能是多发性骨髓瘤

继发性骨质疏松症　案例三

李阿姨的"骨质疏松"之谜：揭开多发性骨髓瘤的面纱。

李阿姨，69 岁，13 年前因摔伤开始出现腰背痛，但没太在意。后来，她逐渐驼背、身高变矮，7 年前因疼痛加重被诊断为腰椎压缩性骨折，做了手术。3 年前，骨密度检查显示

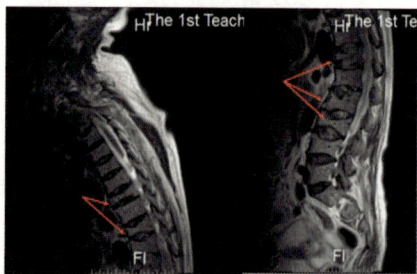

骨质疏松，开始服用钙片和维生素 D，但疼痛依旧。5 个月前，她左肩和双下肢也开始疼痛，活动困难，甚至翻身都成了挑战。检查发现骨密度低得惊人（L_{1-4} T 值 -4.0），医生加了鲑降钙素治

疗，但效果不佳。

诊疗过程：我仔细看了李阿姨的检验结果，发现有贫血，球蛋白（77.1g/L）明显升高，血钙虽然正常，但是快超过正常高限了，经过用白蛋白校正，血钙已经升高了。最终，通过一系列检查，李阿姨被确诊为多发性骨髓瘤。

1 什么是多发性骨髓瘤？

多发性骨髓瘤是一种浆细胞恶性增殖的血液系统肿瘤，它就像一个"隐形破坏者"，悄悄侵蚀骨骼，导致骨质疏松、骨痛，甚至病理性骨折。李阿姨的骨质疏松、贫血、球蛋白升高、广泛性溶骨破坏，都是多发性骨髓瘤的"蛛丝马迹"。

2 为什么多发性骨髓瘤会导致骨质疏松？

- 溶骨性破坏：多发性骨髓瘤细胞分泌大量破骨细胞活化因子，加速骨吸收，导致骨骼"千疮百孔"。
- 抑制骨形成：肿瘤细胞还会抑制成骨细胞活性，阻碍新骨生成，让骨骼"修复无门"。
- 促进骨细胞凋亡：多发性骨髓瘤细胞与骨细胞直接相互作用，使骨细胞分泌更多的骨吸收因子，降低骨形成因子，进一步降低骨量。

3 如何识别多发性骨髓瘤的"伪装"？

如果一个人出现以下症状，要警惕多发性骨髓瘤：

- 骨痛（尤其是腰背部）、病理性骨折、骨质疏松；
- 贫血、乏力、体重下降；

● 球蛋白升高、血钙升高、蛋白尿或肾功能不全。

治疗与启示

李阿姨最终接受了化疗，效果不错。她的经历告诉我们：

1. **骨质疏松 ≠ 单纯缺钙** 如果骨质疏松伴随其他异常症状，一定要全面检查，找出根本原因。

2. **多发性骨髓瘤可治** 早期诊断、规范治疗，可以显著改善生活质量。

3. **健康需要"火眼金睛"** 不要忽视身体的"异常信号"，及时就医，避免延误病情。

骨头总疼，可能是肿瘤骨转移

继发性骨质疏松症 案例四

张大爷今年 77 岁，2 个月前摔了一跤后，腰痛得直不起身，两条腿像灌了铅似的发沉，连膝盖都开始疼。当地医院按骨质疏松治疗了两个月，药吃了不少，腰痛非但没好，人还瘦了不少。

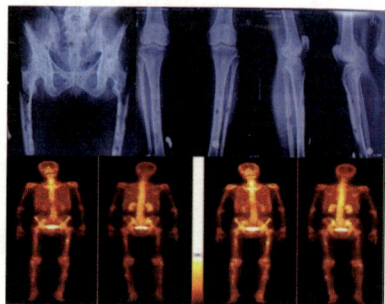

诊疗经过：我仔细看了张大爷的片子，发现他的骨头像被虫蛀过一样布满孔洞，血钙升高，甲状旁腺激素降低，前列腺超声有信号异常影，后来查了前列腺癌肿瘤标志物、做了前列腺磁共振、前列腺组织穿刺活检，才揪出了真正的元凶——前列腺癌骨转移。

1 什么是肿瘤骨转移？

简单来讲，肿瘤骨转移就是身体某个器官或组织长了肿瘤，那些肿瘤细胞可不安分了。打个比方，肿瘤细胞就像一群调皮捣蛋的"小怪兽"，它们本来在身体的某个部位（比如肺、乳腺、前列腺等）待着，但是它们不满足，就通过血管、淋巴管这些"交通路线"，跑到骨头这个"新地方"安营扎寨，接着就开始破坏骨头原本正常的结构和功能。

2 身体发出 5 个危险信号

- 莫名腰背痛：像张大爷这样，原本以为是摔伤的疼痛，如果越来越重尤其晚上加剧，可能是骨头在报警。
- 轻易骨折：弯腰捡东西就断了腰？这可不是骨质疏松那么简单，可能是病理性骨折。
- 血钙异常：骨头里的钙大量流失到血液，会出现高钙血症，导致恶心、呕吐、乏力、口渴等症状。
- 下肢麻木：如果脊柱被癌细胞侵占，可能出现走路像踩棉花、大小便失禁的严重后果。
- 消瘦：不明原因的体重下降也可能是身体在对抗癌

细胞。

③ 三招揪出"骨中刺"

- 骨扫描：相当于给全身骨头照相，能发现早期病变。
- 精准成像：MRI看软组织，CT看骨细节，双管齐下锁定病灶。
- 生化检测：查血钙、甲状旁腺激素、肿瘤标志物（如前列腺特异性抗原），这些指标就像身体发出的求救信号。

④ 对付骨转移有妙招

西医学有很多武器：抑制骨破坏的药物、靶向药物、放疗止痛，还有针对原发癌的化疗、内分泌治疗等。关键是早发现早治疗，就像张大爷及时穿刺前列腺组织确诊后，就能有效控制病情。

治疗与启示

50岁以上男性每年做前列腺癌肿瘤标志物筛查，有腰背痛千万别硬扛，特别是有排尿异常或体重骤降的情况，更要提高警惕。

骨头总疼，可能是成骨不全

继发性骨质疏松症　案例五

小王的"脆骨"人生：揭开成骨不全的神秘面纱。

小王，23 岁，10 年前因摔倒导致左侧胫骨粉碎性骨折，做了钢板内固定术。随后，他像被"诅咒"一样，反复骨折：8 年前先后左肘关节骨折、左侧胫骨和腓骨骨折，3 年前右耳听力下降，1 年前骨密度检查显示骨质疏松。

诊疗经过：小王来到我的诊室，经过仔细的查体，我发现小王的巩膜（俗称眼白）颜色较蓝，手腕和脚腕非常灵活和柔软，就像舞蹈演员关节韧带一样。虽然小王的父母亲没有骨折过，最终经过基因检测，小王被确诊为成骨不全Ⅰ型。

1 什么是成骨不全？

成骨不全是一种遗传性结缔组织病，主要特征是骨骼脆弱、易骨折，常伴有蓝色巩膜、牙本质发育不良、听力下降等。骨骼就像玻璃做的，轻轻一碰就可能"碎"了。这种疾病源于身体里提供"骨骼建材"的工程师出了错，提供了劣质的"钢筋"——胶原蛋白。

2 **成骨不全的"四大特征"及诊断标准**

- 骨质疏松，骨脆性增加：轻微外力即可导致骨折，甚至无外力也可发生。
- 蓝色巩膜：巩膜呈现蓝色，是成骨不全的典型特征之一。
- 牙本质发育不良：牙齿发育不良，易碎、易蛀。
- 早发性耳硬化：听力下降，甚至耳聋。

符合 4 项中的 2 项即可诊断为成骨不全，但病因诊断最终有赖于基因检测。

治疗与启示

小王是成骨不全 Ⅰ 型，病情相对较轻，反复骨折但无骨畸形。他的经历告诉我们：

- **反复骨折 ≠ 原发性骨质疏松**：青少年或年轻人反复骨折，要警惕成骨不全的可能。
- **成骨不全可治**：通过药物、康复训练、手术等综合治疗，可以改善生活质量。
- **健康需要"火眼金睛"**：不要忽视身体的"异常信号"，及时就医，避免延误病情。

骨头总疼，可能是尿毒症惹的祸

继发性骨质疏松症　案例六

　　肾脏就像身体的"清洁工"，负责清理血液中的废物和多余水分，同时调节体内的电解质和矿物质平衡。如果肾脏出了问题，这种平衡就会被打破，可能引发一系列健康问题，包括引起矿物质代谢紊乱和骨骼问题，医学上称为"慢性肾脏病 – 矿物质和骨异常（CKD–MBD）"。

　　正常情况下，维生素 D 需要经过肝脏和肾脏的两次"加工"才能变成活性形式，帮助肠道吸收钙。但在肾衰竭（也称尿毒症）的情况下，肾脏的"加工"力下降，导致活性维生素 D 减少，钙吸收不足，血钙水平下降。同时，肾脏过滤磷酸盐的能力也减弱，血磷水平升高。为了应对这种情况，身体会分泌更多的甲状旁腺激素，试图通过增加肾脏排泄磷酸盐和动员骨骼中的钙来调节血钙和血磷水平。然而，这种代偿机制在尿毒症期会失效，导致高血磷、低血钙和甲状旁腺功能亢进，进一步加剧骨骼的破坏，形成恶性循环，最终导致骨质疏松、骨痛、甚至骨折和畸形。

　　简单来说，肾脏功能受损会影响维生素 D 的活化和钙磷平衡，进而引发骨骼问题，这就是肾性骨病的由来。

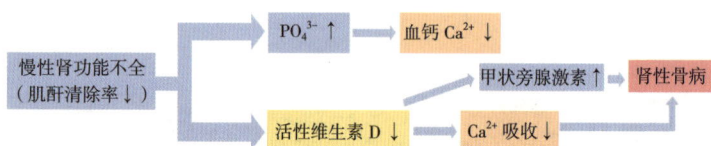

慢性肾功能不全（肌酐清除率↓）→ PO₄³⁻↑ → 血钙 Ca²⁺↓ → 甲状旁腺激素↑ → 肾性骨病
慢性肾功能不全（肌酐清除率↓）→ 活性维生素 D↓ → Ca²⁺吸收↓ → 甲状旁腺激素↑ → 肾性骨病

慢性肾脏病 – 矿物质和骨异常是慢性肾脏病的并发症，在早期可能没有明显症状，但随着病情进展、甲状旁腺激素过度分泌，严重时可导致骨骼畸形，这个阶段又被称为"退缩人综合征"，主要表现为：（1）骨骼问题：胸廓畸形（如胸骨前凸、胸椎后凸）、身高缩短（严重者缩短 20cm 以上）、面部畸形（如狮性面容）。（2）其他并发症：可能导致血管钙化、心律失常、心力衰竭、神经损伤、肺通气功能障碍，严重影响生活质量。"退缩人综合征"一旦发生，治疗难度较大，因此早期预防是关键：①控制钙磷代谢：通过饮食限制磷的摄入，补充钙

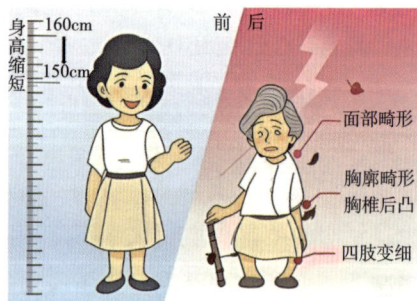

剂和活性维生素 D，维持血钙和血磷的平衡。②药物治疗：使用药物（如拟钙剂、活性维生素 D 及类似物）抑制甲状旁腺激素过度分泌。③定期检测：定期检查血钙、血磷、甲状旁腺激素和碱性磷酸酶水平，评估病情进展。如果已经错失早期预防时机：对于药物治疗无效的患者，可以通过手术切除增生的甲状旁腺，对于严重骨骼畸形的患者，可以考虑手术矫正。

另外需要关注的是，①疼痛管理：对于骨折患者，应遵医嘱使用镇痛药物，避免搬运不当导致二次骨折。②预防并发症：长

期卧床的患者需预防肺部感染、压疮、便秘和下肢深静脉血栓。③规律透析：确保透析充分，维持肾功能稳定。④心理支持：医护人员和家属应鼓励患者树立信心，缓解焦虑和恐惧情绪。

总之，肾病患者应定期检测血钙、血磷、甲状旁腺激素和骨密度等指标，及时调整治疗方案，以预防和控制肾性骨病的发生和发展。同时，患者和家属应关注疼痛管理、预防并发症和心理支持，以提高生活质量。

骨头总疼，可能是药物惹的祸

继发性骨质疏松症　案例七

李阿姨年轻时得了系统性红斑狼疮，长期服用糖皮质激素。如今，她不仅身材走形，还被糖尿病、高血压、高脂血症和骨质疏松症缠上了。李阿姨满心疑惑，为什么糖皮质激素会引发骨质疏松症呢？除了它，还有哪些药物也有这样的副作用？下面就来好好聊聊。

其实，不少药物在治病的同时，可能会悄悄影响骨骼健康。下面这张表格，帮你快速了解常见的致骨质疏松药物及其机制：

药物类别	具体药物举例	导致骨质疏松的机制
糖皮质激素	泼尼松、地塞米松等	直接抑制成骨细胞，减少骨形成；影响维生素 D 代谢，减少肠钙吸收、增加尿钙，促使甲状旁腺激素分泌增加，抑制性腺轴，增强骨吸收
肝素	普通肝素、低分子肝素（低分子肝素风险较低）	降低骨胶原合成和维生素 D 吸收，促进甲状旁腺激素分泌，造成骨吸收增加、骨形成不足
质子泵抑制剂	奥美拉唑、雷贝拉唑等	抑制胃酸分泌，阻碍肠道钙离子吸收，反馈性促使甲状旁腺激素分泌增加，促进骨吸收
甲状腺激素	左甲状腺素钠、甲状腺片等	抑制成骨细胞活性、促进破骨细胞分化和分泌，影响钙磷代谢
抗癫痫及影响精神类药物	苯巴比妥、卡马西平、苯妥英钠	影响肠道对钙的吸收；促进维生素 D 降解，降低机体对甲状旁腺激素的反应，导致维生素 K 与降钙素缺乏
引起性腺功能低下的药物	芳香化酶抑制剂（阿那曲唑、来曲唑）、促性腺激素释放激素类似物	降低雌激素及雄激素水平，加速骨丢失，增加骨折风险
噻唑烷二酮类药	罗格列酮、吡格列酮	促进破骨细胞分化和骨吸收，抑制成骨细胞分化和骨形成；影响芳香酶系统、减少雌激素合成、增加骨吸收
肿瘤化疗药	甲氨蝶呤、环磷酰胺、阿霉素	甲氨蝶呤减少成骨细胞活性、增加破骨细胞生成；环磷酰胺损伤成骨细胞，影响骨代谢；阿霉素抑制成骨细胞

此外，抗结核药、强效利尿剂、环孢素 A、锂制剂、蛋白酶抑制剂、含铝抗酸剂等药物，同样会引发骨质疏松症，增加骨折风险。

如果你正在服用这些药物，可别掉以轻心。临床医生和药师建议，服药期间要定期检测血钙、血磷、尿钙、血 25- 羟维生素 D、骨密度等指标。必要时，在医生指导下服用钙剂、维生素 D 等，给骨骼健康多上一层"保险"。

老年人为什么易患骨质疏松症？

大家都知道，骨头就像是房子的框架，得结实才能撑起整个身体。其实骨头也是不断更新的，年轻时，骨骼就像一座不断修建的大楼，成骨细胞负责"盖房子"，破骨细胞负责"拆

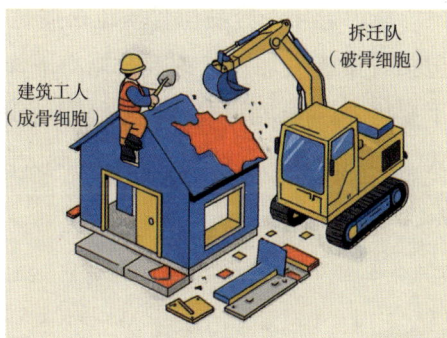

建筑工人
（成骨细胞）

拆迁队
（破骨细胞）

房子"，盖房子和拆房子的速度保持平衡可以保证骨健康。而骨头的"建筑材料"主要是钙，还有其他一些矿物。年轻的时候，身体就像一个勤快的"建筑工人"，不停地往骨头里"加料"，让骨头越来越密实、结实。所以，年轻人的骨头就像钢筋混凝土一样，比较结实。

但随着年龄变大，到了老年，身体里的"建筑工人"（成骨

细胞）就开始偷懒了。一方面，它不再像以前那样拼命往骨头里"加料"了，另外老年人胃肠功能减弱，钙的吸收能力也变差了，吃进去的钙没办法很好地被利用。再加上老年人户外活动减少，晒太阳不够，皮肤合成维生素 D 的能力也下降，导致维生素 D 缺乏，也影响钙的吸收，造成骨形成原料不足。另一方面，身体里的"拆迁队"（破骨细胞）却还在工作，甚至女性绝经后雌激素减少使得"拆迁队"工作能力进一步增强，慢慢地把骨头里的钙和其他矿物质"拆走"。这样一来，骨头里的"材料"越来越少，原本密实的骨头就变得疏松了。

而且，老年人的运动量也少了，缺乏运动会让骨头得不到足够的刺激，身体就会觉得骨头"用不着那么结实"，也就更不会往骨头里"加料"了，这也会加速骨质疏松的发生。

所以老年人容易得骨质疏松症是多种因素共同作用的结果，包括骨量流失加速、钙吸收能力下降、维生素 D 缺乏、激素水平变化等。预防骨质疏松需要从年轻时开始，保持健康的生活方式，如均衡饮食、适量运动、多晒太阳等。

女性为什么易患骨质疏松症？

根据流行病学资料估算，目前我国骨质疏松症患病人数约为 9000 万，其中女性约 7000 万。

那女性为什么更容易得骨质疏松症呢？主要是因为妊娠哺乳、绝经后雌激素快速下降，肌肉含量低于男性，日晒少、运动少、盲目减肥等不良习惯，患有影响骨代谢的疾病等因素导致的。

（1）妊娠与哺乳

女性在妊娠时，胎儿骨骼生长大概需要 30g 钙，其中80% 在妊娠晚期从母体获取，特别是妊娠最后 6 周，每天有300~350mg 钙会转运到胎儿体内。母乳喂养的女性，平均每天会丢失 210mg 钙。在哺乳期，骨密度每个月会以 1%~3% 的速度下降。而且妊娠期和哺乳期女性体内激素会发生变化，高泌乳素会抑制性腺轴，让雌激素分泌减少，继而促进骨钙动员，出现妊娠哺乳相关的骨质疏松症。

（2）雌激素水平下降

女性一般在 30~35 岁达到峰值骨量，而且女性的峰值骨量和肌肉含量本来就比男性低。到了 50 岁左右绝经后，雌激素水平会断崖式下降，而男性雄激素是渐进性下降。这时候，成骨细胞的活性大不如前，破骨细胞却变得异常活跃，对骨头的破坏不断加剧，使得骨小梁变细，骨头变得很脆弱，稍微有点压力就可能骨折，所以女性患骨质疏松症的时间往往更早。

（3）日晒缺乏

阳光中的紫外线照射皮肤，能促使人体产生维生素 D，而维生素 D 能促进钙的吸收，增加骨量。但好多女性为了美白，各种防晒措施做到极致，结果导致维生素 D 缺乏，肌肉也减少了，骨质疏松症就容易找上门。

（4）运动不足

很多女性偏爱安静，不太爱运动。可运动能增加骨量，让骨密度上升。而且运动少的话，肌肉含量也会少。俗话说"骨肉相连"，肌肉少了，骨头就容易"闹脾气"，患上骨质疏松症。

（5）盲目减肥

有些女性为了减肥，过度节食。这样做最终会让骨骼的结实程度大打折扣，引发营养不良性骨质疏松症。

（6）不良生活习惯

如果女性有吸烟、喝酒的习惯，会影响身体对钙的吸收，还会促进尿中钙和镁的排泄，导致低血钙。酒精还会扰乱内分泌功能，一些爱喝酒的女性就容易被骨质疏松症缠上。

（7）影响骨代谢的疾病

比如甲亢，过量的甲状腺激素会让成骨细胞和破骨细胞都变得活跃，加速骨的转换。但骨吸收增加的幅度比骨形成增加的幅度大很多，最终导致骨量丢失。

所以，女性在一生中都要预防骨质疏松症。儿童青少年时期，每天要喝足够的牛奶，多去户外活动，让骨量在年轻时达到高峰。妊娠期、哺乳期是女性特殊的时期，要注意补充钙剂和维生素 D，尤其是那些有妊娠哺乳相关骨质疏松症危险因素的女性，更要重视。绝经后雌激素下降，这是骨质疏松症的高发阶段，建议 40 岁以上的女性朋友定期做骨密度检查，早发现、早治疗，防患于未然。

妊娠期、哺乳期为什么易患骨质疏松症？

某医院的诊室里，37 岁的申女士撩起病号服，腰背上的 3 个固定支具特别扎眼。"医生，我这才生完孩子半年啊！"她的声音带着哭腔，"怎么突然腰疼到不能动，身高还缩短了 4cm？"

检查结果显示：她的腰椎像被压扁的饼干，三个椎体发生压缩性骨折，骨密度检测报告更是触目惊心——相当于 50 岁的骨量，腰椎 Z 值 –4.8。最终她被确诊为妊娠哺乳相关骨质疏松症，一种专属于孕期和哺乳期女性的"隐形杀手"。

1 什么是妊娠哺乳相关骨质疏松？

妊娠哺乳相关骨质疏松症主要表现为妊娠晚期及产后数月内出现的持续的剧烈骨骼疼痛和活动障碍，以腰椎为显著的骨密度减低，可出现椎体多发的压缩性骨折。

2 妊娠、哺乳为什么可导致骨质疏松？

妊娠期和哺乳期本应是女性生命中美好的时光，但有些准妈妈的身体却在经历一场"钙的浩劫"：

（1）钙的疯狂流失

- 妊娠最后 6 周胎儿骨骼发育每天"消耗掉"300~350mg 钙。
- 哺乳期每天流失 210mg 钙（相当于半盒 250ml 牛奶）。
- 妊娠晚期至哺乳期，女性骨密度每月下降 1%~3%。

（2）激素的"跷跷板"失控

- 胎盘和乳腺分泌"钙搬运工"（甲状旁腺激素相关肽）。
- 泌乳素升高、雌激素骤降→骨吸收速度加快 3 倍。

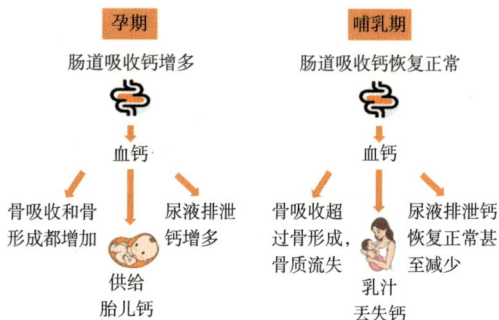

孕期	哺乳期
肠道吸收钙增多	肠道吸收钙恢复正常

孕期：
肠道吸收钙增多 → 血钙 →
- 骨吸收和骨形成都增加
- 尿液排泄钙增多
- 供给胎儿钙

哺乳期：
肠道吸收钙恢复正常 → 血钙 →
- 骨吸收超过骨形成，骨质流失
- 乳汁丢失钙
- 尿液排泄钙恢复正常甚至减少

③ 哪些妈妈容易中招？

- 饮食不健康、不规律、很少喝牛奶。
- 孕期长期卧床保胎。
- 骨质疏松家族史。
- 长期服用糖皮质激素等影响骨代谢药物。
- 体重过轻（BMI < 18.5kg/m^2）。

申女士就是典型代表：孕期只喝少量牛奶，维生素 D 严重不足，还因为保胎基本不下床活动。

④ 科学护航"钢筋铁骨"

（1）孕期营养保卫战

- 钙剂补充公式：孕中晚期 1000~1200mg/d，哺乳期 1000~1200mg/d。
- 维生素 D 攻略：通常春夏秋季 11：00–15：00 晒太阳 5~30 分钟，每周 3 次或补充 1500~2000IU 维生素 D（需遵医嘱）。

（2）活动抗骨质疏松

- 孕期：每天散步 30 分钟。
- 哺乳期：尝试瑜伽球训练核心肌群。
- 避免久坐：每小时起身活动 5 分钟。

（3）危险信号预警

出现以下情况立即就医：

- 起床时腰背剧痛，步行困难需扶墙，穿衣系扣困难。
- 腰痛持续超过 2 周。
- 身高较孕前缩短 > 3cm。
- 起床、翻身时突发剧痛。

5 治疗三部曲

- 紧急措施：停止喂奶，避免负重及长期卧床，佩戴支具固定。
- 营养突击：高钙饮食 + 维生素 D。
- 药物干预：咨询内分泌科医生。

申女士在停止哺乳并系统治疗后，3 个月内骨密度回升了 12%。现在她手机里存满了晒太阳的提醒，还成了母婴群里的"补钙监督员"。

申女士的经历告诉我们：如果在孕晚期或者产后出现腰背疼痛，经过休息后不能缓解，一定要引起重视，及时去医院就诊。

参考：1.《维生素 D 及其类似物的临床应用共识（2018）》

2.《原发性骨质疏松诊疗指南（2022）》

骨质疏松患者需要抽血查哪些项目

亲爱的朋友们，今天来聊聊一个看似"多余"，但实际上非常重要的环节——骨质疏松症治疗前的检查。很多患者朋友可能会疑惑："既然已经确诊骨质疏松症了，为什么不赶紧治疗？还要做这么多检查，是不是过度医疗？"别急，下面让我们一起来揭开这些检查的"神秘面纱"。

1 血钙和血磷

骨骼就像一座高楼大厦，而钙和磷就是盖房子的"砖块"。如果砖块不够，房子就会摇摇欲坠。检查血钙和血磷水平，可以了解身体是否缺乏这些"建筑材料"。通常情况下，原发性骨质疏松症患者的血钙和磷是正常的。但如果发现异常，比如血钙过高或过低，可能提示骨质疏松症不是"原发"的，而是其他疾病在背后"搞小动作"，比如甲状旁腺功能亢进症或慢性肾病。这时候，就得顺藤摸瓜，找出真正的"元凶"。

2 维生素 D——钙的"搬运工"

维生素 D 是钙的"搬运工"，它负责把钙从肠道"搬"到血液里，再送到骨骼中。如果维生素 D 不够，钙就吸收不好。检查 25-羟维生素 D 水平，可以知道身体里维生素 D 是不是充足。如果发现维生素 D 不足，那就得赶紧补充，不然补再多的钙也白搭！

3 甲状旁腺激素——钙磷代谢的"指挥官"

甲状旁腺激素是调节钙磷代谢的"指挥官"。如果这个"指挥官"太"亢奋"（甲状旁腺激素水平过高），就会导致骨吸收增加，相当于"拆房子"的速度加快了，骨质疏松自然就更严重了。检查甲状旁腺激素水平，可以帮助我们排除甲状旁腺功能亢进症，避免"误伤"骨骼。

4 骨转换生化标志物——骨骼的"施工进度表"

骨转换生化标志物就像骨骼的"施工进度表"，可以告诉我们骨头的形成和吸收情况。

- 骨形成标志物：比如碱性磷酸酶、骨钙素等。如果这些指标升高，说明骨形成活跃，相当于"盖房子"的速度加快了。
- 骨吸收标志物：比如CTX（一种胶原降解产物）。如果这个指标升高，说明骨吸收活跃，相当于"拆房子"的速度加快了。

通过这些标志物，可以了解骨质疏松症的严重程度，并制定更有针对性的治疗方案。

5 性激素（如雌激素、睾酮）——骨骼的"守护者"

性激素（如雌激素、睾酮）是骨骼的"守护者"，它们可以保护骨骼，减缓骨质流失。女性绝经后，雌激素水平下降，骨骼失去保护，骨质疏松的风险就会大大增加。检查性激素水平，可以了解骨质疏松症的原因，并采取相应的措施。

6 肝肾功能——钙磷代谢的"后勤保障"

肝脏和肾脏是钙磷代谢的"后勤保障"。肝脏和肾脏负责活化维生素 D，肾脏同时调节钙磷的排泄。如果肝肾功能不好，钙磷代谢就会出问题，骨骼健康也会受到影响。所以，检查肝肾功能，可以排除其他潜在问题，确保骨质疏松症治疗的顺利进行。

7 其他检查——排除"幕后黑手"

有时候，骨质疏松症可能是其他疾病的"副产品"，比如皮质醇增多症、甲亢、甲减、多发性骨髓瘤等。通过检查血皮质醇、尿游离皮质醇、甲状腺激素、尿本周蛋白等，可以排除这些"幕后黑手"，确保骨质疏松的治疗有的放矢。

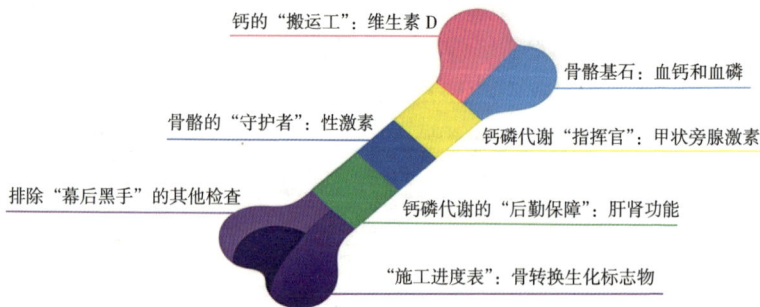

钙的"搬运工"：维生素 D
骨骼基石：血钙和血磷
骨骼的"守护者"：性激素
钙磷代谢"指挥官"：甲状旁腺激素
排除"幕后黑手"的其他检查
钙磷代谢的"后勤保障"：肝肾功能
"施工进度表"：骨转换生化标志物

所以，检查不是"多余"，而是"精准治疗"的前提。骨质疏松症的治疗不是"一刀切"，而是需要根据每个人的具体情况制定个性化的方案。这些检查就像是一张"骨骼健康地图"，帮助了解骨质疏松症的类型、严重程度以及背后的原因。只有明确了这些，才能精准治疗，避免"误伤"骨骼。

所以，亲爱的朋友们，别嫌检查"麻烦"，它们可是你骨骼健康的"守护神"！

确诊骨质疏松后，为什么还要做骨转换生化标志物？

陈阿姨最近总是腰背酸痛，去医院检查后，发现检查单上有个项目叫"骨转换生化标志物"，她很好奇这是什么意思，李医生用通俗易懂的语言给她做了如下解释。

1 什么是骨转换生化标志物？

骨头可不是一成不变的，一直在进行"自我更新"，就像家里的墙壁，旧了需要修补，坏了需要重建。这个过程就叫骨转换。简单来说，骨头里有两类细胞在忙活：破骨细胞：负责"拆墙"，把旧的骨头吸收掉。成骨细胞：负责"砌墙"，长出新的骨头。在这个过程中，会产生一些代谢产物或者酶类，这些东西就是骨转换生化标志物。它们就像骨头新陈代谢的"小信使"，能告诉我们骨头是"拆得多"还是"建得多"，帮助了解骨头的健康状况。

2 骨转换生化标志物的分类

（1）骨形成标志物

这些是"新骨头生长"的信号，告诉我们成骨细胞是不是在努力工作。常见的指标有：血清碱性磷酸酶、血清骨钙素、血清骨特异性碱性磷酸酶、血清Ⅰ型原胶原C端前肽、血清Ⅰ型原胶原N端前肽。

（2）骨吸收标志物

这些是"旧骨头被吸收"的信号，告诉我们破骨细胞是不是在忙着"拆墙"。常见的指标有：空腹2小时尿钙与肌酐比值、血清抗酒石酸酸性磷酸酶、血清Ⅰ型胶原交联C末端肽、尿吡啶啉、尿脱氧吡啶啉、尿Ⅰ型胶原交联C末端肽、尿Ⅰ型胶原交联N末端肽。

在临床上，医生最常用的两个指标是：

- 空腹血清Ⅰ型原胶原N端前肽（反映骨形成）
- 空腹血清Ⅰ型胶原交联C末端肽（反映骨吸收）

③ 为什么要查骨转换生化标志物？

（1）帮助简单区分骨头问题的类型

不同年龄段的人，或者患有不同疾病的人，这些标志物的水平是不一样的。通过检查这些指标，可以帮助医生简单判断骨质疏松症的原因。

（2）了解骨头的变化情况

这些标志物能告诉我们骨头是"建得快"还是"拆得快"，还能预测骨头丢失的速度快不快，有没有骨折的风险，以及病情有没有变化。

（3）指导治疗

医生可以根据这些标志物的结果，决定用什么药、怎么治疗。如果骨吸收太快，医生可能会开一些抑制破骨细胞的药物；如果骨形成不足，可能会应用一些促进成骨的药物。同时，这些指标还能帮助医生判断治疗效果好不好，患者有没有按时吃药。

总之，骨转换生化标志物就像骨头的"健康报告单"，能帮助我们了解骨头的生长和吸收情况，判断骨质疏松症的类型和严重程度，还能指导治疗和了解治疗效果。

临床常用血清骨转换生化标志物

骨形成标志物	骨吸收标志物
碱性磷酸酶（ALP）	羟脯氨酸（HYP）
骨特异性碱性磷酸酶（b–ALP）	吡啶啉（Pyr）
Ⅰ型原胶原氨基端前肽（P1NP）	脱氧吡啶啉（DPD）
Ⅰ型原胶原羧基端前肽（P1CP）	Ⅰ型胶原交联羧基端肽（CTX）
骨钙素（OC）	Ⅰ型胶原交联氨基端肽（NTX）
	抗酒石酸酸性磷酸酶 5b（TRAP5b）

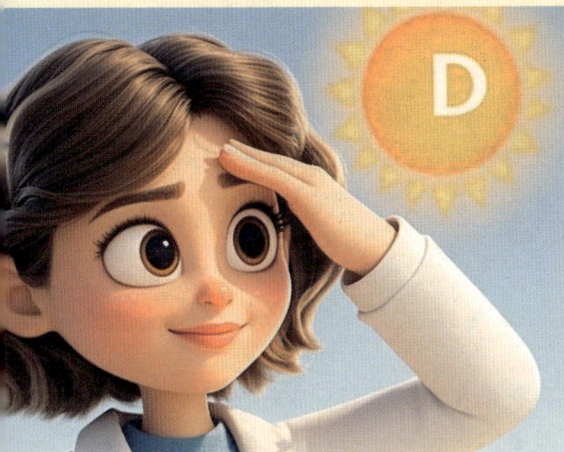

钙和维生素 D 篇

◎人体钙的"奇妙之旅"：来龙去脉全揭秘

◎调节钙吸收的激素是什么？

◎含钙丰富的食物有哪些？

◎如何合理选择钙剂？

◎妊娠期、哺乳期如何补钙？

◎……

人体钙的"奇妙之旅"：来龙去脉全揭秘

钙在人体中的"旅程"就像一场精彩的冒险，它的故事从每天吃的食物开始，然后在身体里经历一系列奇妙的变化，最终影响健康。接下来，就让我们一起了解下钙在人体中的"奇妙之旅"吧。

1 钙的起点——食物里的"宝藏"

钙的"旅程"从餐桌开始。牛奶、豆腐、虾皮、绿叶菜……这些食物里藏着丰富的钙。当我们把它们吃进肚子里，钙就踏上了它的"人体之旅"。

2 钙的"解封"——胃里的"变身"

食物进入胃里后，强大的胃酸就像一位"魔法师"，把食物中的钙"解封"出来。钙从食物中被分离出来，变成可以被身体吸收的离子状态。这一步非常重要，因为只有变成离子的钙，才能被身体"认领"。

3 钙的"通关"——小肠里的"筛选"

接下来，钙来到了小肠——这是它进入身体的关键一站。小肠的肠壁上有一层特殊的细胞，它们像是"安检门"，决定哪些钙可以进入身体。大部分钙会在维生素

D 的帮助下，主动穿过这些细胞进入血液。还有一小部分钙会通过细胞之间的缝隙自由扩散进去。那些没被吸收的钙，就会随着粪便排出体外。

4 钙的"运输"——血液里的"快递员"

进入血液后，钙变成了离子钙，开始它的"快递之旅"。血液会把钙送到身体的各个角落。比如，当神经需要传递信号时，钙离子会在神经细胞之间"搭桥"；当肌肉需要收缩时，钙离子会指挥肌肉纤维协同工作。在这个过程中，钙的浓度被严格控制在 1.1~1.3mmol/L。

5 钙的"储蓄"——骨骼里的"银行"

大部分的钙（约 99%）都被储存在骨骼和牙齿里。骨骼就像一个"钙银行"，在成长的阶段，钙不断地被"存入"骨骼，帮助骨骼生长和发育。等到成年后，骨骼就变成了一个成熟的"钙养老金账户"。如果血液中的钙不够了，骨骼就会释放一些钙来补充，确保身体的正常运转。

6 钙的"支出"——身体的"钙危机"

但是，如果饮食中钙摄入不足，或者身体的调节机制出现问题，骨骼里的钙就会不断被"提取"，导致骨质疏松。就像一个银行账户，如果只有支出没有收入，迟早会"破产"。此外，一些钙还会通过尿液排出体外，这也是身体调节钙平衡的一种方式。

7 钙的"管家"——身体的"智能调节"

　　为了维持钙的平衡，身体有一套精妙的调节机制。甲状旁腺激素和维生素 D 就像是"钙管家"，它们会根据身体的需求，调节钙的吸收、储存和释放。比如，当血液中的钙浓度低时，甲状旁腺激素就会刺激骨骼释放钙，同时促进肠道对钙的吸收；而维生素 D 则会帮助钙更好地从肠道进入血液。

8 钙的重要性——健康的关键"锁"

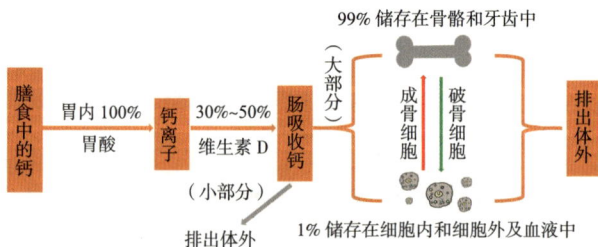

　　钙在人体中的作用非常重要。它不仅支撑着骨骼，还参与着神经、肌肉、激素分泌等各种生理活动。如果钙不足，可能会导致低钙血症，出现手足抽搐、肌肉痉挛等症状；而如果钙过多，又会引起高钙血症，可能引发肾结石等问题。因此，保证合理的钙摄入，就像为身体的健康上了一把"锁"，让身体能够正常运转。

9 守护"钙养老金账户"——健康的生活方式

　　为了守护好我们的"钙养老金账户"，需要从饮食和生活方式入手。首先，要保证足够的钙摄入，多吃富含钙的食物，如牛奶、豆腐、虾皮等。其次，多晒太阳，因为阳光可以帮助身体合成维生素 D，促进钙的吸收。最后，保持适量的运动，运动不仅可以增强骨骼的强度，还能帮助身体更好地利用钙。

钙在人体中的"旅程"虽然复杂，但它对健康至关重要。通过了解钙的来龙去脉，我们可以更好地守护自己的"钙养老金账户"，让骨骼和身体都健健康康的。

调节钙吸收的激素是什么？

身体里每天都在上演着惊心动魄的"货币战争"——只不过这里的货币是钙离子，而战场就在"骨骼银行"和"血液市场"之间。三位神奇的钙"管家"正用精妙的平衡术，让这场战争永不失控。

1 "阳光特工"维生素 D

这位"特工"堪称"变形金刚"，它用阳光作燃料，在皮肤"车间"完成首秀，又在肝肾"工厂"完成终极"变身"。当它举着 1,25- 二羟维生素 D 的"金色工牌"登场时，就像"拿着万能钥匙的搬运工"：推开小肠绒毛的"闸门"，让食物中的钙磷洪流奔涌而入；在骨骼交易所调控"钙进钙出"，确保既有新骨建造的"脚手架"，又有旧骨拆迁的

"回收队"。悄悄告诉您个秘密：每天晒半小时太阳，就是给这位特工充能的最佳方式！

② "危机警长"甲状旁腺激素

藏在甲状腺背后的四颗小米粒，却是最敏锐的钙"雷达"。当血钙浓度像滑梯般下降时，这位警长会立即吹响"钙荒警报"：指挥破骨细胞敲开骨骼金库的保险柜，让钙离子倾巢而出；在肾脏"车间"启动回收程序，把即将流失的钙重新装车；更会派信使激活维生素D的搬运模式。奇妙的是它的"自动刹车"系统——当血钙回升达标，警长便收起指挥棒，深藏功与名。

③ "冰雪女王"降钙素

来自甲状腺的"冷艳调控者"，当血钙如脱缰野马般飙升时，她便会扬起"冰晶披风"：冻结骨骼的钙释放通道，给躁动的破骨细胞盖上冰毯；在肾脏开启泄洪闸门，让多余的钙磷随尿液奔流而去。这位女王最擅长"降温艺术"，总能把失控的热度拉回理性轨道。

三位"管家"就像精密的瑞士钟表齿轮：甲状旁腺激素是"永不停摆的摆轮"，维生素D是"蓄能发条"，降钙素则是精巧的"调速器"。它们共同守护血钙平衡，不仅是骨骼大厦的根基，更是神经电流的导线、肌肉舞动的节拍器、心脏跳动的能量源。

含钙丰富的食物有哪些?

钙对于我们的身体,尤其是骨骼健康,是非常重要的。
下面给大家介绍一些含钙丰富的食物:

(1)乳制品

牛奶:大家都知道牛奶能补钙,一杯 200~250ml 的牛奶,里面的钙大概有 200~300mg,而且牛奶里的钙很容易被身体吸收,再加上牛奶还含有维生素 A、维生素 D,对身体健康大有裨益。

酸奶:酸奶的种类特别多,钙含量也高,200g 不加糖的全脂酸奶,钙含量差不多有 200mg。而且酸奶发酵后还含有益生菌,对肠道健康很有帮助。

奶酪:如羊乳酪,25g 就含有 125mg 的钙,比牛乳酪还更容易消化。

(2)绿叶或深色蔬菜类

荠菜:100g 荠菜的含钙量大约是 290mg,比牛奶的含钙量还高很多,简直是补钙小能手。

苋菜:100g 苋菜的钙含量有 180mg 左右,而且它还含有丰富的膳食纤维、锰、镁、磷和铁等元素,能让消化系统健健康康的。

其他:还有菠菜、羽衣甘蓝、韭菜、西兰花、油麦菜等深绿色蔬菜,钙含量也都很丰富,它们含有的镁、钾、维生素 K 和维生素 C 还能促进身体对钙的吸收。

（3）豆类及豆制品

毛豆：每 100g 毛豆的钙含量在 120~150mg 之间，还富含植物蛋白、卵磷脂以及钾、镁、维生素等营养物质，好吃又营养。

豆腐：卤水豆腐和石膏豆腐也是很好的钙来源。

（4）坚果和种子

榛子：每 25g 榛子的钙含量高达 200mg，相当于牛奶的 8 倍。

芝麻：芝麻的含钙量和榛子差不多，略低一点，是牛奶的 7 倍，平时可以在做饭的时候撒上一些芝麻，既美味又补钙。

其他：杏仁、花生仁、核桃、松子、开心果等坚果和种子，钙含量也比较高。

（5）海产品

虾类：虾皮、虾仁的钙含量都很高，吃起来也很方便。

蟹类：螃蟹也是富含钙的食物，吃螃蟹的时候可别忘了它的补钙功效。

其他：螺类、沙丁鱼、扇贝等，都是钙的良好来源，多吃点海产品，既能享受美味，又能补充钙质。

乳制品		
食物名称	含钙量（mg/100g）	每日建议摄入量
奶酪	799	35~60g
酸奶	118	300~500g
牛奶	104	300~500g
豆制品		
食物名称	含钙量（mg/100g）	每日建议摄入量
豆腐干	299	55g

| 黑豆 | 224 | 41g |
| 豆腐丝 | 204 | 40g |

蔬菜类

食物名称	含钙量（mg/100g）	推荐食用方法
荠菜	294	草酸含量高，需焯水
绿叶苋菜	187	草酸含量高，需焯水
油菜	108	适合清炒或煮汤

坚果种子类

食物名称	含钙量（mg/100g）	注意事项
榛子	815	每周可摄入 50~70g
芝麻	780	可撒在食物上

海产品

食物名称	含钙量（mg/100g）	注意事项
虾米	555	含钠高，钙吸收率低，建议做汤或调味
海带（浸）	241	

注：参考《中国食物营养成分表标准版（第六版 1–2 册）》

了解了高钙食物，那么，高钙食物和补钙保健品可以同时食用吗？

高钙食物和补钙保健品在一般情况下是可以同时食用的，但要考虑个体的具体情况和钙的摄入量等因素。

可以同时食用的情况

饮食钙摄入不足且有额外需求：对于一些特殊人群，比如老年人、孕妇、哺乳期妇女、儿童和青少年等，他们对钙的需求量相对较高。如果仅通过高钙食物难以满足身体对钙的需求，同时食用补钙保健品是一种有效的补充方式。例如，孕妇由于胎儿生长发育需要大量的钙，仅靠日常饮食中的高钙食物可能无法满足，适当补充钙保健品能更好地保障自身和胎儿的骨骼健康。

特定疾病或身体状况：患有某些疾病，如骨质疏松症、甲状旁腺功能减退症等，可能导致身体钙流失增加或钙吸收不良。在这种情况下，医生通常会建议在食用高钙食物的基础上，补充钙保健品来增加钙的摄入量，以维持骨骼健康和身体正常的生理功能。

需要注意的情况

控制总钙摄入量：人体对钙的吸收是有限的，过量摄入钙可能会带来一些健康问题。根据《中国居民膳食营养素参考摄入量》，不同年龄段的钙推荐摄入量有所不同，一般成年人每天钙的推荐摄入量为 800mg，50 岁以上人群为 1000mg。如果同时大量食用高钙食物和补钙保健品，很容易超过推荐摄入量。长期过量摄入钙可能会增加肾结石的发病风险，还可能导致血管钙化，影响心血管健康等。

关注吸收和相互作用问题：高钙食物和补钙保健品中的钙在吸收过程中可能会相互影响。例如，菠菜等富含草酸的食物，与钙补充剂同时大量食用时，草酸会与钙结合形成草酸钙，降低钙的吸收率。此外，一些补钙保健品中可能含有维生素 D 等辅助成分，与高钙食物中的某些成分也可能存在相互作用。虽然维生素 D 通常有助于钙的吸收，但如果摄入过量，也可能会引起不良反应。

个体差异：每个人的身体状况和对钙的吸收能力不同。有些人本身肠道对钙的吸收能力较强，或者正在服用一些影响钙代谢的药物，在同时食用高钙食物和补钙保健品时，更需要谨慎，应在医生或营养师的指导下进行，以免出现钙过量或其他不良反应。

高钙食物和补钙保健品能否同时食用，需要综合考虑个人的年龄、健康状况、饮食结构以及是否正在服用其他药物等因素。在决定同时食用之前，最好咨询医生或专业的营养师，他们可以根据个体情况给出合理的建议，确保补钙安全、有效。

总的来说，身体对钙的吸收是有限的，吃太多高钙食物或者补充过多的钙也不能都吸收，反而可能会带来健康问题。所以，要合理饮食，均衡营养，让身体健健康康。

如何合理选择钙剂？

充足的钙摄入对获得理想峰值骨量、缓解骨丢失、改善骨矿化和维护骨骼健康有益。尽可能通过膳食摄入充足的钙，饮食中钙摄入不足时，可给予钙剂补充。每日钙摄入量是指膳食和钙补充剂中的元素钙含量的总和。营养调查显示我国居民每日膳食约摄入元素钙 400mg，尚需额外补充元素钙 500~600mg/d。钙剂选择需要考虑元素钙含量和安全性。补充钙剂需适量，超大剂量钙剂摄入可能增加肾结石和心血管疾病的风险，那么该如何合理选择钙剂？应该考虑以下因素：

（1）钙剂的类型

● 无机钙：如碳酸钙，含钙量高，但需要胃酸帮助才能更好地被吸收，可能引起胃肠道不适如嗳气、便秘等。

● 有机钙：如柠檬酸钙，含钙量低，但易溶于水，溶解速度快且不依靠胃酸、吸收好，对肠道刺激小。

● 新型钙：如氨基酸螯合钙，生物利用率高，无需胃酸分解，直接通过小肠绒毛吸收。

（2）钙的吸收率

钙的吸收率受多种因素影响，包括钙剂的类型、摄入量、是否同时补充维生素 D 等。

（3）个体化选择

● 普通人群：选用含钙量高的无机钙。

● 胃酸缺乏或者正在服用抑制胃酸分泌药物（如奥美拉唑）的患者：建议选择有机钙或者新型钙。

● 糖尿病患者：不建议选择葡萄糖酸钙。

● 高钙血症、高钙尿症患者：应避免使用钙补充剂。

（4）服用时间和频率

钙剂的推荐服用时间：①无机钙在饭后 1~1.5 小时服用，因为进餐后人体胃酸分泌增多、有利于钙剂的溶解和吸收；有机钙及新型钙吸收不依赖胃酸，对服用时间无特别要求。②晚上睡前，因为人体一天中在后半夜血钙浓度最低，钙吸收率最高。

钙剂的推荐服用频率：少量多次服用。肠道对钙的吸收有上限，一次不超过 500mg。并尽量避免与牛奶、豆制品等高钙食品同时服用，避免一次补钙过多而影响钙的吸收。

综合考虑上述因素，根据自己的身体状况、饮食习惯，在医生建议下选择合适的钙剂，以达到最佳的补钙效果。

市场上常见钙剂及元素钙含量

分类	名称	钙含量	特点
有机钙	枸橼酸钙 / 柠檬酸钙	21%	含钙量低，水溶性好，溶解不依靠胃酸，一般没有胃肠道反应，但价格较贵
	乳酸钙	18%	
	醋酸钙	25%	
	葡萄糖酸钙	9%	
无机钙	碳酸钙	40%	含钙量高，溶解消耗胃酸，吸收率高，价格便宜，但腹胀、便秘等胃肠道刺激明显
	氯化钙	36%	
	磷酸钙	38%	
新型钙	氨基酸螯合钙	20%	无需胃酸分解，直接通过小肠绒毛吸收，重量轻、易溶解、易吸收，吸收率高

妊娠期、哺乳期如何补钙？

钙是人体必需的矿物质，对骨骼和牙齿的健康至关重要。在妊娠期和哺乳期，女性对钙的需求显著增加，因为不仅要满足自身的需要，还要支持胎儿或婴幼儿的生长发育。

1 妊娠期、哺乳期钙的需求

（1）妊娠期钙的需求

从孕 18 周开始，胎儿的骨骼和牙齿开始钙化，整个妊娠期胎儿需要约 30g 钙。胎儿的需求量相对母体总钙量较小，虽然孕妇的钙吸收和肾脏保留能力在孕期增强，但尿钙排泄也增加。如果钙摄入不足，母体会动员骨骼中的钙来满足胎儿需求。缺钙的危害：对孕妇，可能导致肌肉痉挛（如小腿抽筋）、骨质疏松甚至骨软化症；对胎儿，可能影响骨骼发育，导致骨质异常。

（2）哺乳期钙的需求

哺乳期女性每天通过乳汁分泌约 200mg 钙，乳汁分泌越多，钙的需求越大。如果钙摄入不足，母体会动员骨骼中的钙来维持乳汁中钙的稳定，可能导致哺乳期骨质疏松，出现腰背痛、腿抽筋甚至骨折。

2 妊娠期、哺乳期钙的推荐摄入量

（1）孕期

- 孕中晚期（第 14 周以后）：每日 1000~1200mg 钙。
- 我国孕妇膳食钙摄入量平均为 400~600mg/d，因此需要通过钙剂补充：孕中晚期约 600mg/d。

（2）哺乳期

- 每日钙推荐摄入量为 1000~1200mg。
- 如果饮食中钙摄入不足，需额外补充钙剂。

（3）如何补钙

1）膳食补钙

- 奶制品：每天饮用 250~500ml 牛奶或相当量的奶制品（如酸奶、奶酪）。
- 其他高钙食物：深绿色蔬菜（如菠菜、芥蓝）、豆制品、虾皮、小鱼等。
- 误区：骨头汤补钙效果差，每 100ml 骨头汤仅含 4mg 钙。

2）钙剂补充

- 碳酸钙：含钙量高，性价比高，但可能引起嗳气、便秘等消化道不适。
- 有机钙（如柠檬酸钙、醋酸钙、枸橼酸钙）：溶解度好，对胃肠道刺激小，适合有消化道不适的孕妇和哺乳期女性。
- 不推荐葡萄糖酸钙、乳酸钙，因其含钙量低。

3）维生素 D 的补充

- 维生素 D 能促进钙的吸收和利用。皮肤通过阳光照射可合成维生素 D，但哺乳期女性日照时间通常不足。
- 建议每日补充维生素 D 1500~2000 IU，定期监测血 25– 羟维生素 D 水平，维持在 30~50ng/ml。

4）其他注意事项

- 避免与含草酸高的食物同服：如菠菜、茭白、菠萝等，草酸会与钙结合形成草酸钙，影响吸收。
- 适量运动：促进骨骼健康，预防便秘。
- 避免过量补钙：过量补钙可能导致钙质沉积、尿路结石等问题。

③ 哺乳期补钙的特殊注意事项

（1）乳汁中的钙含量恒定

- 乳汁中的钙含量不受母亲钙摄入量的影响，因此无需通过过量补钙来增加乳汁中的钙。

- 增加钙摄入量无法预防哺乳所致骨量丢失，但哺乳期骨量丢失是暂时的，断奶后骨量会逐渐恢复。

（2）婴幼儿的维生素 D 补充

- 母乳中的维生素 D 含量较低，婴幼儿需额外补充维生素 D（通常 400~1000 IU/d）。对于维生素 D 缺乏的婴幼儿，建议补充维生素 D 每天 2000 IU 或每周 50000 IU，用 6 周以使血清 25- 羟维生素 D 水平 > 30ng/ml，继而以每天 400~1000 IU 维持。

参考：1.《维生素 D 及其类似物的临床应用共识（2018）》

2.《原发性骨质疏松诊疗指南（2022）》

总之：妊娠期和哺乳期是女性钙需求的高峰期，补钙不仅关乎母亲健康，也影响胎儿和婴幼儿的发育。建议通过膳食和钙剂结合的方式满足每日钙需求，同时补充适量维生素 D，避免不利于钙吸收的因素。如果有特殊健康状况或钙摄入不足，应在医生指导下调整补钙方案、定期监测血尿钙情况。

得了肾结石还能补钙吗？

生活中，不少人被一个问题困扰："得了肾结石，还能补钙吗？"今天就来给大家揭晓答案。在很多人的认知里，结石患者要少吃钙，因为在泌尿系统结石中，含钙结石占比高达 80% 左右，其中大部分是草酸钙结石和磷酸钙结石。然而，这种认知是错误的！实际上，高钙饮食不但不会诱发结石，反而有助于预防结石。

研究显示，草酸钙肾结石的形成，主要取决于尿液中草酸盐的含量，而尿钙浓度的影响相对较小。也就是说，草酸才是形成结石的"罪魁祸首"，比钙的危害更大。从原理上看，饮食中的草酸和钙在肠道内可以相互结合，形成草酸钙结晶，然后随粪便排出体外。如果采用低钙饮食，肠道内游离的草酸就会增多，被人体吸收后通过尿液排出，导致尿液中草酸浓度升高，反而增加了草酸钙结石形成的风险。此外，饮食中的钙还能与消化道中的各种有机酸结合，随粪便排出。所以，肠道内有足够的钙，在一定程度上可以降低尿草酸浓度，对草酸钙结石的形成起到抑制作用。

在我国，居民的饮食习惯多以素食为主，这就导致摄入的草酸较多，而钙的摄入量明显偏低。我国成年人每日钙的需求量为800mg，但我国城乡居民的实际平均摄入量仅约 400mg。因此，所谓的"低钙饮食"对肾结石患者来说既没有必要，也缺乏科学依据，如果完全不补钙，久而久之还会引发骨质疏松，影响骨骼健康。

那么，对于预防结石，我们应该怎么做呢？关键在于减少食物中的草酸摄入。另外，补充超剂量的维生素 C 可能会导致草酸摄入增加，继而增加肾结石的发病风险，所以维生素 C 的补充量一般要控制在每天 2g 以下。同时，每天要保证 2500~3000ml 的饮水量，使每日尿量维持在 2000ml 以上。尤其要注意的是，在气温升高、运动或进行体力劳动时，人体出汗量会增多，导致总尿量减少，此时更要增加饮水量，以维持目标尿量，达到预防结石的目的。

还有一个重要的知识点，枸橼酸（柠檬酸）是一种结石抑制因子，它可以与钙络合，形成可溶性较高的枸橼酸钙，通过竞争性地结合钙离子，减少草酸钙的形成。而溶于水的枸橼酸钙络合物可以随尿液排出体外。因此，对于肾结石患者来说，补钙时首选枸橼酸钙。

得了胆结石还能补钙吗？

胆结石，也叫胆石症，是指胆道系统（包括胆囊和胆管）里形成了结石。这是一种常见的消化系统疾病，年轻人很少得，但随着年龄增长，尤其是 50 岁以上的老年人，发病率会明显上升。

胆结石的形成是因为胆汁中的胆固醇和钙盐等成分无法一直保持溶解状态。当这些成分达到饱和时，就会析出并形成固体结石。根据结石中胆固醇的含量，胆结石可以分为两种主要类型：胆固醇性胆结石和胆色素性胆结石。胆固醇性胆结石中胆固醇含量超过 50%，常见于白种人；而胆色素性胆结石中胆固醇含量低于 20%，主要成分是胆红素钙盐，常见于亚洲人。

在胆汁中，胆汁酸和卵磷脂的比例决定了胆固醇是否能溶解。如果比例正常，胆固醇可以溶解在胆汁中；如果比例失衡，胆固醇就容易结晶并形成结石。正常情况下，胆囊胆汁中胆汁酸占 80%，磷脂占 16%，胆固醇占 4%。但如果胆固醇的比例上升到 10%，就容易形成胆结石。

胆结石的危险因素包括年龄、性别（女性患病率高）、遗传、妊娠、肥胖、饮食不健康（如高热量、低纤维）、不规律的饮食习惯、某些药物、缺乏运动、体重快速下降、高血脂、代谢综合征等。这些因素大多会导致胆汁中胆固醇增加，胆汁酸和卵磷脂减少，从而促使胆固醇析出形成结石。

关于补钙和胆结石的关系，很多人担心补钙会导致胆结石变大或增多。其实，补钙主要是为了维持血液中的钙平衡，纠正低钙血症，对胆结石的主要成分胆固醇影响很小。因此，补钙不会加重胆结石。相反，如果因为担心胆结石而不补钙，可能会导致骨质疏松和低钙血症等更严重的健康问题。所以，胆结石患者可以放心补钙，不要因为小顾虑而耽误了健康大事！

得了血管钙化还能补钙吗？

血管钙化，简单来说，就是身体里的钙"跑错地方"了，跑到血管壁上，在那里积聚起来，就像在血管壁上长出了骨骼一样的东西。这不是一种单独的疾病，很多疾病都会有这种表现，像动脉粥样硬化、高血压、糖尿病的血管病变、血管受损、慢性肾病，还有人老了都可能出现血管钙化。

血管就像一根有三层结构的管子，从外到里分别是外膜、中膜和内膜。血管钙化主要有内膜钙化和中膜钙化这两种，一般内膜钙化更常见。内膜钙化的时候，血管上会长"斑块"，而中膜钙化常常出现在老年人、糖尿病患者和尿毒症患者身上。正常的血管又光滑又有弹性，可一旦钙化了，血管就会变硬，变得不那么有弹性，还可能变窄，这样就容易让人心肌缺血、左心室变大，甚至心力衰竭，还可能形成血栓，或者斑块破裂，十分危险。

说到这里，你可能想问，那血管钙化和补钙有没有关系呢？其实，血管钙化不是因为补钙补多了，因为身体有自动调节平衡的能力，比如血液里的钙离子浓度高了或者低了，身体里的降钙素或者甲状旁腺激素就会出来工作，让血钙保持在正常水平，肠道、肾脏还有皮肤这些器官也能帮忙调节钙平衡。

不过也有特殊情况。如果是因为慢性肾病或者甲状旁腺功能亢进症这些病引起的血管钙化，就不能随便补钙。还有，如果长期补太多钙，或者本来就有甲状旁腺功能亢进症、恶性肿瘤骨转移这些病，补钙可能让血钙变得太高，钙就会沉积在血管壁上，引起血管硬化。

所以，如果有血管钙化的情况，能不能补钙需根据具体情况而定。若单纯是由动脉硬化引起的，可以补钙，但要注意补多少钙，怎么补。如果你对自己的情况有疑问，或者有一些特殊的身体状况，一定要去问问专业的医生，可别自己随便服用钙剂。

得了骨质增生还能补钙吗？

骨质增生患者可以补钙。实际上，如果骨质增生患者出现缺钙的症状，如不易入睡、多汗、烦躁等，适当补充钙片可以帮助改善这些症状，并且不会加重骨质增生。

骨质增生本质上是关节软骨损伤和应力失调后的一种代偿性的骨反应性增生。当关节软骨部分损伤或缺失后，整个软骨面的应力分布出现异常，某些部位的应力负荷显著增加，刺激该部位的软骨细胞不断生长。而这些软骨细胞生长成不规则的软骨后，会有无机性矿物质

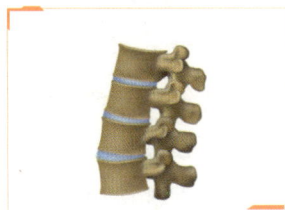

正常的骨骼

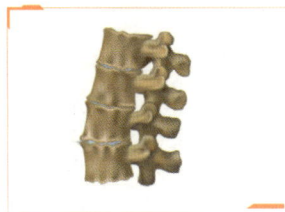

增生的骨骼

沉积，最终经软骨内钙化和骨化形成骨质增生。

骨质增生可由多种原因所致：比如人体衰老、外伤、积累性外力等，导致软骨或韧带损伤，造成软骨膜或成骨细胞异常增生，去除这些才能有效抑制骨质增生。

很多骨质增生的患者同时患有骨质疏松症，也可以把它们看做姊妹病。

所以，补钙不仅有助于缓解骨质增生引起的症状，还能增强

骨骼，维护关节的稳定性。

血钙正常，骨头就不"缺钙"吗？

① 人体钙的分布

一个成年人身体里大概有 1~2kg 的钙哦。这些钙约 99% 都集中在骨骼和牙齿中，只有剩下的 1% 分布在软组织、细胞外液和血液里。

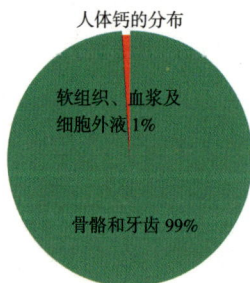

人体钙的分布

软组织、血浆及细胞外液 1%

骨骼和牙齿 99%

■ 骨骼和牙齿 ■ 软组织、血浆及细胞外液

② 血钙的作用和特点

血钙的作用：骨骼外的钙在细胞外液及血液、肌浆网和细胞内液中发挥着超级重要的作用，像神经冲动传递、激素分泌、肌肉收缩等都离不开它们。

血钙的稳定：细胞外液和血液中的离子钙浓度得维持在一个很窄的范围，大概是 1.1~1.3mmol/L，不能高也不能低。因为它和我们的生命活动关系太大了，所以必须得稳定。而且它的稳定可不是依靠饮食中的钙，因为饮食钙不太稳定。目前也没有证据表明饮食里钙的变化会明显影响健康人血钙的浓度，所以不能用血钙浓度来判断是不是吃的钙不够。

血钙稳定的维持机制：血钙水平的稳定主要靠"骨骼"这个大仓库哦。骨骼中的钙，再加上降钙素、甲状旁腺激素、维生素 D，它们一起努力来维持血钙的稳定。而且在激素的调节下，血钙非常稳定，稳定到它的波动范围可能比医学检测的误差还小呢。也就是说，如果你看起来挺健康的，去查血钙，发现血钙值有点高或者有点低，很可能是检测误差导致的，不一定是真的高钙或者缺钙了，但是需要你再次复查，如果化验结果仍然异常，就要看医生排除其他疾病导致的低钙或高钙。

如何准确判断骨头是否缺钙呢？

虽然抽血可以查血钙等指标，但这些只能作为参考，因为它们反映的是血液中的钙含量，而不是骨头里的钙含量。就像检查一个房子的坚固程度，只看外墙涂料是不够的，还得看里面的钢筋够不够结实。

医院里有种特别的方法能清楚地告诉你骨头到底缺不缺钙，这种方法叫骨密度检查。

维生素 D 的"来龙去脉"

维生素 D 是人体唯一一种能通过"光合作用"自主合成的维生素，也是包括人类在内的脊椎动物所必需的一种脂溶性维生素，它的来源主要包含三个方面：

1 人体维生素 D 的 90% 来自自身合成

皮肤中的 7- 脱氢胆固醇就像"太阳能板",紫外线 B（UVB）照射皮肤时会将其转化为维生素 D_3（胆钙化醇）。这是人体维生素 D 最主要的来源,但是其合成会受到季节、纬度、肤色、防晒霜使用、年龄（老年人合成能力下降）等因素影响。

2 人体维生素 D 的 10% 来自食物（动物性食物 – 维生素 D_3；植物性食物 – 维生素 D_2）

维生素 D 含量高的海鱼：如三文鱼、金枪鱼、鳕鱼等,这些海鱼富含维生素 D,以三文鱼为例,每 100g 三文鱼中维生素 D 的含量可达 500 国际单位（IU）左右,是很好的维生素 D 食物来源。

动物肝脏：像猪肝、牛肝等,含有一定量的维生素 D。每 100g 猪肝中维生素 D 含量大约为 49 IU,虽然含量不算特别高,但也是补充维生素 D 的途径之一。

蛋类：鸡蛋、鸭蛋等蛋类的蛋黄中含有维生素 D。一个鸡蛋的蛋黄中大约含有 20 IU 的维生素 D,日常食用鸡蛋等蛋类食品,能帮助人体补充一定的维生素 D。

蘑菇：一些蘑菇,尤其是经过紫外线照射后的蘑菇,会产生维生素 D。如每 100g 白蘑菇经过紫外线照射后,维生素 D 含量可从原来的几乎为 0 增加到 1000 IU 以上。

强化食品：部分加入维生素 D 强化的牛奶和谷物等食品也是维生素 D 的来源。一般每 100ml 强化维生素 D 的牛奶中,维生素 D 含量在 100~200 IU 之间。

③ 药物补充

特殊人群（如极地居民、严格防晒、肝肾功能不全者）可能需要服用维生素 D 补充剂，但需遵医嘱，过量服用可能会引起中毒。

维生素 D 的转化和去路

维生素 D 本身生理功能较弱，只有转变为其活性形式才具有较高生理活性。为此，维生素 D 在体内发生了一系列的转化。维生素 D 主要在肝脏 25- 羟化酶的作用下，转变为 25- 羟维生素 D，在肾脏 1α- 羟化酶的作用下转变为 1,25- 二羟维生素 D。1,25- 二羟维生素 D 是维生素 D 主要的活性形式，维生素 D 的大部分生理功能即是由 1,25- 二羟维生素 D 实现的。25- 羟维生素 D 和 1,25- 二羟维生素 D 经过人体酶的分解作用而排出体外。

维生素 D 的作用

① 帮助钙吸收

钙是身体里非常重要的一种元素，而维生素 D 就像是一个钙的"搬运工"，专门帮助肠道把食物中的钙吸收到血液里，然后运送到骨骼和牙齿那里，让它们变得更坚固、更强壮。如果没有维生素 D 帮忙，就算吃了很多含钙的食物，身体也没办法很好地吸收、利用这些钙，就好像快递没有送到正确的地方，都浪费了。

② 维持骨骼健康

维生素 D 不仅能帮助钙吸收，还能调节钙和磷在身体里的平衡。钙和磷就像一对好搭档，它们按照一定的比例在身体里工作，共同维持骨骼的正常结构和功能。维生素 D 能保证钙和磷在骨骼中正确地沉积和分布，让骨骼不断地生长、修复和更新。对未成年人来说，能让他们长得高高的、壮壮的；对成年人来说，可以保持骨骼的坚韧，预防骨质疏松等问题；对老年人来说，能减少骨折的风险，让他们行动更自如。

③ 调节免疫系统

我们的身体就像一个小国家，免疫系统就是保卫这个国家的军队，时刻抵御着病毒、细菌这些"敌人"的入侵。维生素 D 就是军队里的"指挥官"之一，它能指挥免疫细胞，让它们更好地发挥作用，识别和消灭那些有害的病原体。当维生素 D 充足时，免疫系统就能更有效地工作，就不容易生病；要是维生素 D 缺乏了，免疫系统可能就会"掉链子"，我们就会更容易被各种疾病找上门来。

④ 影响肌肉功能

维生素 D 对于肌肉来说也很重要，它就像是肌肉的"能量小助手"。有了它，肌肉才能正常地收缩和舒张，我们才能有力气做各种动作，比如走路、跑步、拿东西等等。如果维生素 D 不足，肌肉可能会变得软弱无力，容易跌倒。

5 保护心血管、预防糖尿病

维生素 D 还对心血管系统有好处。它就像一个小小的"交通指挥员"，可以让血管内皮细胞正常工作，让血管保持通畅，让血液能够顺畅地流动。同时，它还能调节血压，让血压保持在一个正常的范围，不会太高也不会太低。这样一来，就大大减少了心血管疾病发生的风险，让心脏和血管能一直健健康康地为身体服务。还有研究发现糖尿病前期患者补充维生素 D 可以降低其进展为糖尿病的风险。

6 管理情绪

研究发现，维生素 D 受体广泛分布于大脑的多个关键区域，如大脑皮质、海马、丘脑等。这些区域与情绪调节、抑郁焦虑、睡眠障碍、记忆和认知功能密切相关。

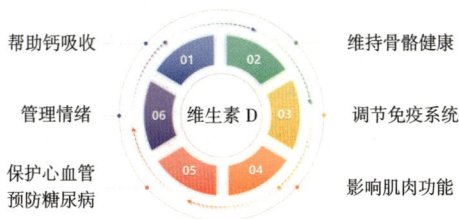

所以呀，从骨骼到免疫系统，从心血管到肌肉，维生素 D 都在默默地发挥着重要作用，时刻守护着我们的健康。

如何安全有效地晒太阳?

晒太阳是人类自我合成维生素 D 的主要来源，但是想要安全有效的晒太阳还需要注意以下事项。

1 选择合适的时间

预防维生素 D 缺乏晒太阳有讲究，通常春夏秋季 11：00~15：00，每日晒 5~30 分钟，每周 3 次，缺少日照则建议补充维生素 D。

2 晒太阳的部位

晒太阳的部位的选择也是有诀窍的，一般来讲，人体躯干皮肤对日晒的敏感性高于四肢，上肢皮肤的敏感性高于下肢，头、面、颈部及手、足部对紫外线较不敏感。所以我们可以选择敏感性差的部位充分暴露，夏季穿短袖短裤，冬季暴露头面颈部即可，而敏感性高的部位适当涂抹防晒产品，降低晒伤风险。另外为了避免阳光直射导致眼睛损伤，可以选择能有效阻挡紫外线的太阳镜，防止出现眼睛干涩、红肿、疼痛等不适症状。

3 注意皮肤和身体状态

（1）保持皮肤清洁

晒太阳前要清洁皮肤，去除皮肤表面的污垢和油脂，利于皮肤呼吸和对阳光中有益成分的吸收。但不要过度清洁，以免破坏皮肤的天然屏障。

（2）补充水分

晒太阳过程中，身体会因出汗等原因流失水分，因此在晒太阳前后要适量饮水，保持身体水分平衡，防止脱水。

（3）关注身体反应

晒太阳时要留意身体状况，若出现头晕、恶心、皮肤发红、瘙痒等不适症状，应立即停止晒太阳，到阴凉处休息，并根据情况采取相应的措施，如补充水分、涂抹晒后修复产品等。

4 不能隔着玻璃晒太阳

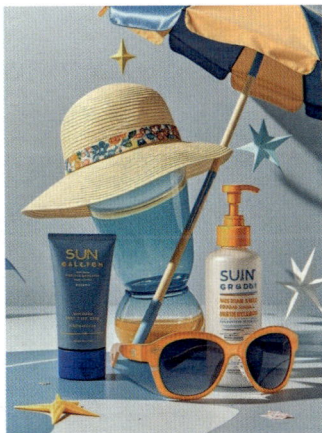

太阳光中的紫外线分为紫外线 A、紫外线 B 和紫外线 C。紫外线 C 几乎都被臭氧层所吸收，无法到达地表，目前主要作为紫外线灯用于杀菌，长期或高强度照射可导致皮肤癌发生。紫外线 A 有很强的穿透力，可以穿透大部分透明的玻璃以及塑料，导致皮肤晒黑，加速皮肤老化，可能与皮肤癌的发生有关，但它对维生素 D 的合成帮助不大。紫外线 B 能促进体内矿物质代谢和维生素 D 的形成，但是紫外线 B 大部分被臭氧层所阻隔，只有不足 2% 能到达地球表面，它穿透力不强，会被透明玻璃阻隔，因此隔着玻璃晒太阳无法促进维生素 D 的合成既而促进钙的吸收。

掌握了上面的小窍门，就可以安心地享受日光浴了！

哪类人群不适合晒太阳？

虽然晒太阳可以补充维生素 D，但并不是人人都适合，以下几类人群通常不适合或需要谨慎晒太阳：

1 孕妇

孕妇在孕晚期腹部较大，行动不便，长时间晒太阳可能会引起身体不适，如头晕、乏力等。而且孕妇皮肤的新陈代谢旺盛，对紫外线的敏感性增加，晒太阳时间过长容易出现妊娠斑、黄褐斑等皮肤问题。

2 患皮肤疾病的人群

- 日光性皮炎患者：这类人群皮肤对紫外线高度敏感，晒太阳后皮肤会迅速出现红斑、丘疹、水疱等皮疹，伴有瘙痒、灼痛等症状，严重影响皮肤健康

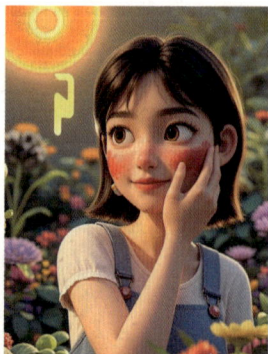

和生活质量。

- 红斑狼疮患者：红斑狼疮是一种自身免疫性疾病，患者皮肤的免疫功能异常，晒太阳可能会诱发或加重病情，导致面部红斑等症状加剧，还可能引起全身症状如发热、关节疼痛等。

- 皮肤癌患者：皮肤癌患者的皮肤细胞已经发生癌变，晒太阳可能会进一步刺激癌细胞生长，增加皮肤癌复发和转移的风险，而且皮肤癌患者的皮肤较为脆弱，对紫外线的耐受性更差。

③ 患眼部疾病的人群

- 白内障患者：紫外线可能会加速晶状体混浊，使白内障病情进展加快，影响视力恢复和治疗效果。

- 视网膜病变患者：如糖尿病性视网膜病变、视网膜色素变性等患者，过度晒太阳可能会损伤视网膜细胞，加重病情，导致视力下降甚至失明。

④ 免疫系统异常人群

- 艾滋病患者：艾滋病患者的免疫系统受到严重破坏，身体抵抗力极低，晒太阳可能会引发感染等并发症，而且皮肤对紫外线的耐受性也大大降低，容易出现晒伤等问题。

- 器官移植后患者：器官移植后患者需要长期服用免疫抑制剂来防止排异反应，这会使身体的免疫功能处于抑制状态，晒太阳可能导致皮肤感染、过敏等问题，还可能影响免疫抑制剂的代谢和疗效。

5 **其他特殊人群**

- 服用特殊药物的人群：如服用四环素类抗生素、磺胺类药物、喹诺酮类药物、某些抗心律失常药等，这些药物可能会使皮肤对紫外线更加敏感，晒太阳后容易发生光敏性皮炎等不良反应。

仅靠食物补充维生素 D 够吗？

"既然维生素 D 可以通过食物摄取，是不是多吃肉类就可以不用晒太阳和吃药了呢？"

当然不能，因为：

1 **食物中维生素 D 含量有限**

自然界中富含维生素 D 的食物相对较少，主要来源有海鱼、动物肝脏、蛋黄、瘦肉、脱脂牛奶、鱼肝油、乳酪、坚果和海产品等。但即使大量食用这些食物，所能获取的维生素 D 量也存在上限。比如每 100g 三文鱼的维生素 D 含量约

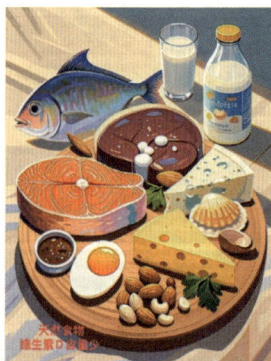

为 500 IU，而维生素 D 缺乏高危的 18~50 岁人群，推荐维生素 D 每日摄入量为 1500~2000 IU，仅靠吃三文鱼来

满足需求，需要大量进食，这在实际生活中很难做到，且还可能带来其他营养摄入不均衡等问题。而谷类、蔬菜和水果等日常饮食中的常见食物几乎不含维生素 D，这使得仅通过正常饮食获取维生素 D 的途径较为局限。如果饮食结构中富含维生素 D 的食物占比较小，就更难以满足身体需求。

② 特殊人群需求难以满足

（1）婴幼儿

婴幼儿生长发育迅速，对维生素 D 的需求较高，以促进钙的吸收和骨骼发育。但他们的饮食相对单一，食物摄入量有限，仅从食物中获取维生素 D 很难满足其快速生长的需求，通常需要额外补充维生素 D 制剂，如维生素 D 滴剂等。

（2）老年人

随着年龄增长，老年人的皮肤合成维生素 D 的能力下降，肠道对维生素 D 的吸收功能也有所减退，同时可能存在肝肾功能下降，影响维生素 D 的转化和利用。因此，仅靠食物补充维生素 D，很难达到其身体所需的量，以维持骨骼健康等正常生理功能。

（3）妊娠期和哺乳期女性

这两类人群对维生素 D 的需求量增加，一方面要满足自身的生理需求，另一方面还要为胎儿或婴幼儿提供足够的营养。食物中的维生素 D 往往无法充分满足她们的需求，可能需要额外补充维生素 D 制剂来保障自身和胎儿或婴幼儿的健康。

③ 个体吸收和转化存在差异

（1）消化吸收问题

一些患有胃肠道疾病的人群，如克罗恩病、乳糜泻等，可能存在肠道吸收不良的情况，影响对食物中维生素 D 的吸收，导致即使摄入了足够含维生素 D 的食物，也无法有效获取和利用。

（2）肝肾功能影响

食物中的维生素 D 需要在肝脏和肾脏进行转化才能成为具有活性的形式发挥作用。肝肾功能欠佳的人群，无法有效地完成转化过程，即使从食物中摄取了维生素 D，也难以将其转化为可利用的活性形式，从而不能满足身体需求，可能需要补充如"骨化三醇"等活性维生素 D 药物。

参考：《维生素 D 及其类似物的临床应用共识（2018）》

维生素 D 种类繁多，选择需谨慎

维生素 D 是一种脂溶性维生素，主要有以下几种分类方式：

① 按来源分类

- 维生素 D_2：又称麦角钙化醇，主要由植物中的麦角醇经紫外线照射后产生。一些植物性食物如香菇等在紫外线照射后会含有一定量的维生素 D_2，此外，酵母等微生物也能合成维生素 D_2，它也可作为营养强化剂用于食品加工或制成营养补充剂。

- 维生素 D_3：又称胆钙化醇，主要存在于动物性食物中，如深海鱼类（如三文鱼、金枪鱼等）、动物肝脏、蛋黄、牛奶等。人体皮肤中的 7- 脱氢胆固醇在阳光中的紫外线照射下也能转化为维生素 D_3，这是人体获取维生素 D_3 的重要途径之一。

② 按活性分类

- 非活性维生素 D：包括维生素 D_2 和维生素 D_3，它们在被人体摄入或合成后，本身并没有直接的生理功能，需要经过体内的代谢转化才能发挥作用。

- 活性维生素 D：维生素 D 本身没有生物活性，需要在体内经过肝脏和肾脏的两次羟化，才能转化为具有生物活性的形式。对于肝肾功能不全的人群，直接补充活性维生素 D 是更好的选择。

- 阿法骨化醇：仅需在肝脏中完成羟化，适用于肾功能不全的患者。

- 骨化三醇：是维生素 D 的最终活性形式，适用于肝肾功能不全的患者。

- 艾地骨化醇：一种新型的活性维生素 D 类似物，作用时间更长，副作用更少。

③ 按制剂类型分类

- 普通维生素 D 制剂：常见的有维生素 D 滴剂、维生素 D 胶丸等，主要成分为维生素 D_2 或维生素

D_3，用于预防和治疗维生素 D 缺乏症，如佝偻病等。

- 活性维生素 D 制剂：如骨化三醇胶丸、阿法骨化醇等，这类制剂直接提供具有活性的维生素 D 形式或在体内可快速转化为活性形式，适用于一些特殊人群，如老年人、肾衰患者等，他们可能存在维生素 D 转化功能障碍，需要直接补充活性维生素 D 来满足身体需求。

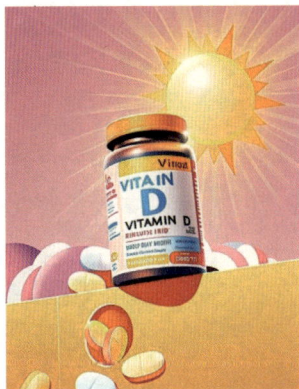

但自己可千万别随便买着吃，尤其是活性维生素 D 必须要在医生的指导下服用，而且要定期监测血钙和尿钙。如果吃多了，会导致维生素 D 中毒，可就麻烦啦！中毒最早出现的症状，如食欲差、心情烦躁、出汗特别多、恶心、呕吐等。慢慢还会觉得口渴得厉害、老是想上厕所，晚上起夜次数也变多，偶尔还会出现脱水和酸中毒的情况。要是中毒严重了，可能会精神不好、老是抑郁，肌肉没力气，连走路、活动都不协调，严重的还会昏迷、抽筋。在特别极端的情况下，维生素 D 中毒还会伤害肾脏，导致肾衰竭，全身的软组织，像血管、心脏瓣膜这些地方都会钙化，心脏跳动也会出问题，甚至会有生命危险。所以，选维生素 D 还需要谨慎，得听专业医生的建议，这样才能吃得健康又放心。

维生素 D 不同剂量单位怎么转换？

很多朋友在购买维生素 D 时会发现，有的包装写着"400 IU"，有的标着"10μg"，就像看天书一样。别着急，今天就把这个"单位密码"破译清楚！

为什么要有两种单位？维生素 D 就像一位国际友人，出生时用"微克（μg）"这个国际标准单位，到了其他国家又取了"国际单位（IU）"这个英文名。其实它们是一回事，就类似于 1 斤 =500克，只是换算方式不同。

换算方式简单好记：

1 微克（μg）=40 国际单位（IU）；

1 国际单位（IU）=0.025 微克（μg）

举个例子：

某维生素 D 写着 400 IU，换算成微克就是 $400 \div 40 = 10\mu g$

如果医生让您每天补 20μg，换算成国际单位就是 $20 \times 40 = 800\,IU$

日常补充别过量：对于维生素 D 缺乏的高危成年人，建议每天补充维生素 D 1500~2000 IU；对于维生素 D 缺乏的成年人，建议每天 6000 IU 或每周 50000 IU，用 8 周使 25– 羟维生素 D 水平＞30ng/ml，继而以每天 1500~2000 IU 维持。特殊人群要咨询：孕产妇、老年人、骨质疏松患者需要医生定制剂量。

117

最后提醒大家，维生素 D 就像骨骼的"搬运工"，能帮钙质更好吸收。但补充前记得查阅药品说明书，如果换算拿不准，带着药盒找医生或药师帮忙换算最稳妥。

参考：《维生素 D 及其类似物的临床应用共识（2018）》

维生素 D 缺乏会出现什么疾病？

"在日常生活中，有一种营养素，它不像蛋白质、碳水化合物那样广为人知，却默默地在背后支撑着我们的骨骼、免疫系统和整体健康。它就是维生素 D。今天，我们来深入探讨一下，体内缺乏这种神奇的维生素时，究竟会发生什么？

（1）佝偻病

对于儿童来说，缺乏维生素 D 会引起钙磷失常，导致儿童骨骼变形，引起佝偻病，严重可出现肋骨串珠、鸡胸、手镯征、腿型改变（"O"型或"X"型），甚至出现肺部及其他器官并发症，还会影响牙齿发育。

（2）骨质疏松

成年人缺乏维生素 D，影响钙的吸收，可能会出现骨量减少和骨质疏松，发生骨质疏松后骨头会变得像薯片一样脆，一不小心摔个跤甚至打个喷嚏，就会出现骨折。

（3）骨软化和肌肉无力

维生素 D 缺乏还会导致骨软化症，主要表现为骨骼疼痛，还会使肌肉无力，走路像踩在棉花上，尤其使老年人，肌肉无力还会增加跌倒的风险。

（4）免疫系统减弱

维生素 D 是免疫系统的"指挥官"，缺了它，免疫细胞就像没睡醒的士兵，战斗力直线下降。结果呢？病毒和细菌就会在你的身体里开派对，感染和自身免疫疾病也会趁机捣乱。所以，想要免疫系统"火力全开"，维生素 D 可不能少！

（5）增加其他疾病发生风险

缺乏维生素 D 还会出现食欲减退、便秘等消化系统症状，引起烦躁、易惊醒、易怒、焦虑抑郁等神经系统症状，甚至还和 2 型糖尿病、高血压、心血管疾病、肾病、肿瘤、认知功能下降、阿尔茨海默病以及自身免疫性疾病的发病紧密相关。

因此，维生素 D 就像身体的"阳光守护者"，少了它，骨骼、肌肉、免疫系统、心脏甚至情绪都会"罢工"。想要健康快乐，记得多晒太阳、多吃富含维生素 D 的食物，或者听医生的建议，适当补充维生素 D 哦！

如何确定自己是否缺乏维生素 D？

临床上主要通过测定血清 25- 羟维生素 D 水平来判定维生素的 D 营养状态，可以参考下表：

25- 羟维生素 D 状态评估

维生素 D 严重缺乏	小于 10ng/ml	或者小于 25nmol/L
维生素 D 缺乏	小于 20ng/ml	或者小于 50nmol/L

续表

维生素 D 不足	20~30ng/ml	或者 50~75nmol/L
维生素 D 充足	大于 30ng/ml	或者大于 75nmol/L
维生素 D 上限	50~70ng/ml	或者 125~175nmol/L
维生素 D 过量	70~150ng/ml	或者 175~375nmol/L
维生素 D 中毒	大于 150ng/ml	或者大于 375nmol/L

为什么不直接检测身体维生素 D 的数值，而是检测 25– 羟维生素 D？

维生素 D 可以在人体皮肤内合成或通过食物摄入，但无论是维生素 D_2 和维生素 D_3 都没有生物活性，想要发挥生物活性，需要经过两次转化。首先是在肝脏中转化为 25– 羟维生素 D，这是维生素 D 在血中的主要形式，并且 25– 羟维生素 D 在人体血液循环中停留较久，能够反映出人体皮肤制造的维生素 D 和摄入的维生素 D 的多少，因此，血清中的 25– 羟维生素 D 浓度被作为判断机体维生素 D 营养状况的主要依据，可以作为了解维生素 D 营养状态的指标。

哪些人更容易缺乏维生素 D？

哪些人群容易出现维生素 D 缺乏呢？

1 老年人

随着年龄的增长，皮肤的功能会逐渐衰退，老年人的皮肤就像"老化的相机",捕捉阳光的能力越来越差。皮肤中的 7- 脱氢胆固醇减少,合成维生素 D 的能力也大打折扣。再加上老年人户外活动少,晒太阳的时间不足,而且,老年人的肝肾功能也会有所减退,影响维生素 D 在体内的活化过程,导致活性维生素 D 生成不足。

② 婴幼儿和儿童

小朋友们正处于骨骼发育的黄金期,对维生素 D 的需求量特别大。日常饮食中维生素 D 含量有限,如果户外活动也少,皮肤接触阳光的机会不多,就会缺乏维生素 D。如果不及时补充维生素 D,骨骼发育可能会"掉队",甚至引发佝偻病,腿变成"O"型或"X"型,走路像在演杂技!

③ 孕妇和哺乳期妇女

孕妇和哺乳期妈妈不仅要满足自己的需求,还要为宝宝"供货"。如果饮食中维生素 D 不足,又缺乏日照,很容易出现维生素 D 缺乏。这不仅会影响胎儿的骨骼发育,还可能增加孕妇患妊娠期糖尿病、高血压的风险,甚至影响乳汁中维生素 D 的含量,让宝宝也跟着缺乏维生素 D。

④ 素食者

维生素 D 在动物性食物中含量丰富,比如鱼类、蛋黄等。但素食者不吃这些,如果不注意从其他渠道补充,比如强化食品或补充剂,就很容易缺乏维生素 D。

5 肥胖人群

肥胖者体内的脂肪组织会将维生素 D "储存" 起来，使血液中的维生素 D 水平相对较低。而且肥胖人群往往运动量相对较少，户外活动时间不足，接受阳光照射的机会也少，这进一步增加了维生素 D 缺乏的风险。

6 缺乏日照的人群（室内工作、夜间工作、不爱出门的"宅男宅女"等）

阳光是皮肤合成维生素 D 的重要来源，由于工作或个人原因大部分时间都在室内，很少有机会接触阳光，皮肤无法通过紫外线照射合成足够的维生素 D。即使户外活动，由于担心晒伤等原因，遮阳伞、防晒霜等防晒措施也会在一定程度上阻碍皮肤合成维生素 D 从而导致维生素 D 缺乏。

7 肤色较深的人群

皮肤中的黑色素可以吸收紫外线，肤色较深的人黑色素含量较高，会阻挡紫外线到达皮肤深层，从而减少皮肤中 7- 脱氢胆固醇转化为维生素 D 的量。在相同的日照条件下，肤色较深的人合成维生素 D 的能力要比肤色浅的人弱，因此更容易缺乏维生素 D。

8 患有某些疾病的人

一些肠道疾病，比如克罗恩病、乳糜泻等，会影响维生素 D 的吸收；肝肾功能不全的患者，维生素 D 的活化过程也会受到影响。这些疾病就像维生素 D 的"拦路虎"，让维生素 D 无法正常发挥作用。

9 特殊药物使用者

长期使用某些药物可加快体内维生素 D 分解代谢而致维生素 D 缺乏，如苯妥英钠、苯巴比妥、利福平、卡马西平、糖皮质激素等。事实上，儿童在使用这些诱导肝脏代谢酶的药物时，应使用至少 2~3 倍的维生素 D，来满足他们身体的需要。

总之，维生素 D 作为一种重要的脂溶性维生素，对人体健康有着不可忽视的作用。然而，由于多种因素的影响，很多人都存在维生素 D 缺乏的风险，特别是以上人群更要提高警惕。

怎样预防维生素 D 缺乏？

维生素 D 缺乏可通过合理饮食、适当日晒、生活方式调整以及特殊人群干预等方式进行预防，以下是具体措施：

1 饮食摄入

增加富含维生素 D 食物的摄取：脂肪含量高的海鱼如三文鱼、金枪鱼，以及动物肝脏、蛋黄、奶制品等都是维生素 D 的良好来源。日常饮食中应适当增加这些食物的摄入，如每周可食用 2~3 次海鱼，每天保证一杯牛奶或适量的酸奶。食用强化食品：一些食品如早餐谷物、橙汁等会进行维生素 D 强化，选择这类强化食品也有助于增加维生素 D 的摄入。在购买食品时，可以留意食品标签，选择添加了维生素 D 的产品。

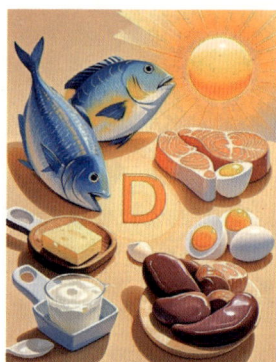

② 适当日照

- 增加日照是预防维生素 D 缺乏 / 不足既经济又有效的方法。通常春、夏、秋季 11：00~15：00 将面部和双上臂暴露于阳光 5~30 分钟，每周 3 次即可达到预防目的。

③ 生活方式

- 加强运动：适当的运动可以促进维生素 D 的吸收和利用，还能增强骨骼健康。每周应进行至少 150 分钟的中等强度有氧运动，如快走、慢跑、游泳等，也可结合力量训练，如举重、俯卧撑等，以提高身体的综合素质。
- 规律作息：保持良好的作息习惯，充足的睡眠有助于维持身体的正常代谢功能，对于维生素 D 的合成和吸收也有一定的帮助。每天应保证 7~8 小时的睡眠时间，避免熬夜和过度疲劳。

4 特殊人群关注

- 婴幼儿：对于母乳喂养的婴幼儿，由于母乳中维生素 D 含量较低，可在医生指导下，从出生后数天开始补充维生素 D 补充剂，建议每天 400~1000 IU；对于维生素 D 缺乏的婴幼儿建议每天 2000 IU 或每周 50000 IU，用 6 周使血清 25- 羟维生素 D 水平 > 30ng/ml，继而以每天 400~1000 IU 维持。同时，在合适的天气条件下，可带婴幼儿到户外晒太阳，但要注意保护好眼睛和皮肤。

- 妊娠期和哺乳期妇女：这一群体对维生素 D 的需求量增加，应确保摄入足够的维生素 D。除了通过食物和晒太阳补充外，必要时可在医生指导下服用维生素 D 补充剂，以满足自身和胎儿或婴幼儿的需求。

- 老年人：老年人皮肤合成维生素 D 的能力下降，且常伴有户外活动减少等情况，容易出现维生素 D 缺乏。可适当增加富含维生素 D 食物的摄入，并根据身体状况，增加户外活动时间，必要时也可补充维生素 D 制剂。

参考：《维生素 D 及其类似物的临床应用共识（2018）》

一般人群是否需要补充维生素 D？

　　过去，人们普遍认为，只要多晒太阳，就能够摄取足够的维生素 D。但是，事实上，我国大多数人日光暴露都是不够的。

　　资料显示，全球 30%~60% 的儿童和成年人存在维生素 D 缺乏和不足；欧洲国家人群的维生素 D 缺乏率为 6.9%~81.8%。《2015~2017 年中国居民营养与健康状况监测报告》显示，2015 年，中国 ≥ 18 岁人群血清维生素 D 缺乏率为 21.4%；血清维生素 D 缺乏率男性为 16.1%，女性为 26.8%；城市居民为 24.7%，农村居民为 17.8%。我们曾调查我院（郑州大学第一附属医院）职工维生素 D 缺乏的患病率，结果显示高达 82.6%。现代生活方式的变迁、肥胖人群的增加、户外活动的减少、防晒用品的频繁使用等因素共同作用，使得即使是成年人，也难以逃脱维生素 D 缺乏的命运。

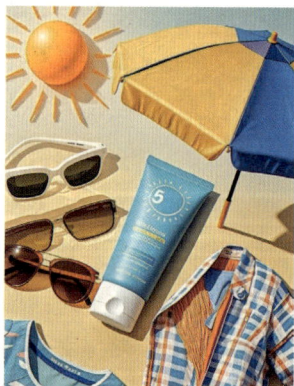

　　科学研究发现：维生素 D 不仅关乎骨骼健康，还有着广泛的骨骼外健康效应。维生素 D 对免疫系统的作用不容小觑，在预防过敏、癌症、心血管疾病、糖尿病、自身免疫性疾病等慢性病方面也扮演着重要角色。可以说，维生素 D 是身体中的一位"全能选手"。

因此，对维生素 D 缺乏和不足的一般人群常规补充维生素 D 是一个明智的选择。这不仅仅是为了骨骼的健康，更是为了全身的健康。

不同年龄段人群如何选择维生素 D？

维生素 D 就像我们身体里的"阳光小精灵"，默默守护着骨骼健康、免疫力，甚至影响着心情。但是，面对药店里五花八门的维生素 D 补充剂，儿童、老年人、孕妈妈们该如何选择？接下来我们就来聊聊，不同人群如何找到适合自己的"阳光能量"！

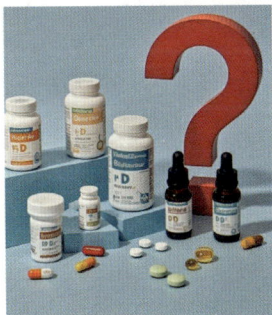

1 儿童维生素 D 选择建议

宝宝的骨骼像春天的小树苗一样快速生长，维生素 D 能帮助钙质"扎根"在骨骼里。但是，若孩子们户外活动时间有限，叠加挑食问题，就很容易缺乏维生素 D。那么，儿童该如何选择维生素 D？

（1）剂量要精准

0~1 岁：对维生素 D 缺乏的婴幼儿，建议维生素 D_2 或 D_3 2000 IU/d 或 50000 IU/ 周。用 6 周使 25- 羟维生素 D 水平 > 30ng/ml，继而以 400~1000 IU/d 维持。

1 岁以上：对 1~18 岁维生素 D 缺乏的儿童和青少年，建议维生素 D_2 或 D_3 2000 IU/d 或 50000 IU/ 周。用 6 周使 25- 羟维生素 D 水平＞ 30ng/ml，后续以 600~1000 IU/d 维持。可选择滴剂、咀嚼片或软糖（推荐选择无糖或低糖款）。

温馨提醒：早产儿或低体重儿需遵医嘱增加剂量。

（2）剂型要安全

滴剂：适合小宝宝，可直接滴在母亲乳头或添加在辅食中。

咀嚼片 / 软糖：适合 3 岁以上且能自主咀嚼的孩子，需要注意的是，药品应放在孩子拿不到的地方，防止过量误食。

注意避免过量使用，过量补充维生素 D 可能导致食欲下降或便秘。若孩子同时喝强化维生素 D 的奶粉，需计算总量，避免超标。

② 老年人维生素 D 选择建议

随着年龄增长，皮肤合成维生素 D 的能力下降，约为年轻人的 25%，加上户外活动减少、消化吸收变弱，骨质疏松风险大大增加。

选择关键点有：

（1）剂量要加量

维生素 D 缺乏的 60 岁以上老年人：建议 6000 IU/d 或 50000 IU/ 周，用 8 周使血清 25- 羟维生素 D 水平＞ 30ng/ml，继而以 1500~2000 IU/d 维持。骨质疏松患者每天补充 600~1000 IU，使血清 25- 羟维生素 D 水平＞ 30ng/ml（需医生指导）。

（2）组合搭配更有效

选择维生素 D+ 钙的复合补充剂（如每片含 500mg 元素钙 +400 IU 维生素 D），但需要注意的是，肾功能不全者需咨询医生。

搭配维生素 K_2：像"导航员"一样引导钙进入骨骼，减少血管钙化风险。

（3）剂型要方便

吞咽困难的老年人可选液体胶囊或滴剂，混在粥或汤中服用。

有关节炎的老年人，可考虑含抗炎成分（如 Omega-3）的复合维生素 D 产品。

（4）合并胃肠疾病者首选针剂

存在影响胃肠道吸收维生素 D 的情况时，可予以肌内注射维生素 D 制剂 15~30 万 IU/ 次，并根据需要结合口服维生素 D 制剂治疗，用药 2 个月左右后随访监测，肌内注射用药也可根据需要重复使用。

温馨提醒：定期检测血钙和维生素 D 水平（尤其是糖尿病、高血压患者），避免与某些降压药、激素类药物同服，以免产生相互作用。

3 妊娠期、哺乳期维生素 D 选择建议

孕妇不仅要满足自身维生素 D 的需要，还要为胎儿提供骨骼发育所需的维生素 D。研究发现，近 60% 的孕妇维生素 D 不足，可能影响宝宝出生后的免疫力。

安全补充方案：

（1）剂量科学增加

妊娠和哺乳期：每天 1500~2000 IU，若严重缺乏，医生可能建议短期大剂量补充。

（2）成分要纯净

避免含防腐剂、香精的软糖或液体剂型。

优先选择以橄榄油或椰子油为载体的滴剂，吸收率比粉末型更高。

（3）协同营养不能少

搭配钙（每天 1000mg）、镁（预防腿抽筋）、DHA（促进胎儿脑发育）。

特别注意：过量补充可能导致胎儿高钙血症，若出现频繁口渴、尿量增多需及时就医。哺乳期妈妈补充维生素 D 后，乳汁中的含量也会增加，相当于给宝宝"间接补充"。

给全家的小提醒：维生素 D 补充的通用法则

（1）检测先行　抽血查 25- 羟维生素 D 水平更靠谱（理想值：30~50ng/ml），盲目补可能"事倍功半"。

（2）时间有讲究　建议饭后半小时服用，早餐后最佳，应避免睡前或晚上服用，以免影响睡眠。

（3）这些情况要调整

肥胖人群：脂肪组织会"扣押"维生素 D，剂量需增加 1~2 倍。

长期夜班者：接触阳光少，建议每天补充 1000~2000 IU。

阳光总在细节处。无论是蹦蹦跳跳的孩子、需要关爱的长辈，还是孕育新生命的准妈妈，维生素 D 的补充都需要"量身定制"。记住：再好的补充剂也不能代替均衡饮食和适度晒太阳。愿每个家庭都能找到属于自己的"阳光配方"，让健康从骨骼开始生根发芽！

参考：《维生素 D 及其类似物的临床应用共识（2018）》

普通维生素 D 和活性维生素 D 能联用吗？

李奶奶因为骨质疏松骨折住院了，同病房的病友王奶奶也是骨质疏松骨折，两位老太太聊到了补充维生素 D 的话题。李奶奶拿出了医生给自己开的维生素 D，而王奶奶却拿出了骨化三醇，两人都被告知这是促进钙吸收的。这可激起了老人的好奇心，都是老年女性骨质疏松，为什么给的药物不一样呢？如果这两种药一起吃是不是可以让钙吸收更多呢？等医生查房时两位老太太迫不及待地把这个问题说了出来。

医生告诉两位老人家："维生素 D 分为普通维生素 D、阿法骨化醇、骨化三醇三种形式"，接着对老人家进行了详细的讲解。

维生素 D 是一种促进钙吸收的维生素，主要来源于皮肤经紫外线照射合成以及食物摄入，皮肤合成及食物所含的维生素 D 又被称为普通维生素 D，在体内主要作为一种储备形式存在，就像农村直接收获的粮食是储备形式，虽然也能直接充饥，但人类很少直接食用，绝大多数情况需要进一步磨成面粉，再用蒸、煮、煎等方式做熟才吃。维生素 D 虽然有一定的促进钙吸收作用，但是作用比较弱，需要经过肝脏的 25- 羟化酶进行生物转化，变成 25- 羟基维生素 D，也称为阿法骨化醇，活力增加，阿法骨化醇再经过肾脏的 1α- 羟化酶进一步激活成为 1,25- 二羟维生素 D，也叫骨化三醇，活力大大增高，骨化三醇、阿法骨化醇是维生素 D 的活性形式、发挥重要的调节骨代谢作用。如果平时不爱晒太阳，或者没有时间晒太阳，亦或没有食物摄入足够的维生素 D，那么维生素 D 储备就会库存不足、供不应求，补充普通维生素 D 可以改变这种情况。如果直接补充阿法骨化醇或骨化三醇呢？还用食物举例，补充阿法骨化醇、骨化三醇就像买馒头、烧饼，直接就端上桌发挥作用了，更像是一种救急的措施。而当肝或肾功能出了问题，不能有效地活化维生素 D，此时补充维生素 D，效果就会大打折扣，而补充阿法骨化醇、骨化三醇可以避免这种情况。

"听起来补充活性维生素 D 更加便捷有效啊，为什么不都给补充活性形式呢？或者一起补呢"？

医生说：还是老例子，以前农村储备粮也有馒头、烧饼比不上的作用啊，像价格经济、储备时间长、不易变质、可以做成馒头、烧饼以外的食物等。而馒头烧饼保质期则短得多，作用也单一。人体如果在夏秋季节经过充分的太阳照射，体内合成了足够的普通维生素 D 并储存在脂肪内，肝脏和肾脏会按需取用发挥活化功能，够整个冬天及明年春天用呢。另外，普通维生素 D 可以帮助我们保持肌力、改善平衡和降

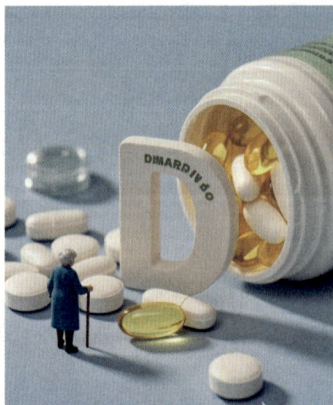

低跌倒风险等，发挥钙调节以外的作用。

王奶奶听完恍然大悟，原来是因为自己肾功能不好医生才给开了骨化三醇啊，但她还想知道自己能不能再补普通维生素 D，好发挥一下钙调节以外的作用。

医生笑着说：可以同时补充，但要密切监测血钙、尿钙，避免发生维生素 D 过量甚至中毒。

维生素 D 到底要补多久？

维生素 D，这个被称为"阳光维生素"的小家伙，是身体里的"全能选手"！那么问题来了：维生素 D 到底要补到几岁呢？是不是像某些人说的，"补到青春期就可以收工了"？让我们一起来揭开这个"维生素 D 的终身之谜"吧！

首先，维生素 D 可不是"临时工"，它是身体的"终身员工"。从婴儿到老年人，每个年龄段都离不开它。

● 婴幼儿期：宝宝出生后 2 周左右就要开始补充维生素 D，这是为了预防"佝偻病"，让小小的骨头健康生长。

● 儿童期：维生素 D 帮助孩子长高、长壮，避免骨骼发育不良。

● 成年期：维生素 D 不仅能预防"骨质软化症"，还能缓解肌肉疼痛、增强免疫力，甚至对心情也有调节作用。

● 老年期：随着年龄增长，皮肤合成维生素 D 的能力下降，骨质疏松的风险增加，补充维生素 D 更是必不可少。

维生素 D 的需求是终身的。就像每天都需要吃饭一样，维生素 D 也是身体每天都需要的重要营养素。尤其是现代人户外活动减少，日照不足，维生素 D 缺乏的情况非常普遍。所以，补维生素 D 不是"阶段性任务"，而是"终身事业"！

所以，别再问"补到几岁"了，答案是：补一辈子！毕竟，谁不想让自己的"骨头房子"在岁月的风雨中屹立不倒呢？

维生素 D 什么时候服用最合适？

其实关于维生素 D 的最佳服用时间目前并没有绝对的定论，可以白天吃，也可以晚上吃。因为维生素 D 属于脂溶性维生素，当胃肠道有脂类物质存在时可以促进维生素 D 吸收，所以说维生素 D 随餐服用可能会被更好地吸收。不过一般建议早餐后半小时吃，此时服用维生素 D 有利于维生素 D 的转化和吸收。白天服用维生素 D 更符合人体的自然节律。人体在白天通过阳光照射合成维生素 D，因此在早晨或上午服用可以更好地模拟这一过程。

有研究表明，维生素 D 可能会影响褪黑素的分泌，从而干扰睡眠。因此，晚上服用可能会对睡眠质量产生负面影响。但是从皮质醇节律性分泌的角度来讲，晚上人体皮质醇水平较低，钙的吸收率更高，因此晚上服用维生素 D 可能有助于更好地促进钙吸收，从而改善骨骼健康。

总之维生素 D 的服用时间没有严格限制，白天或晚上都可以，关键是每天坚持并随餐服用。选择适合自己的时间，并保持规律即可。

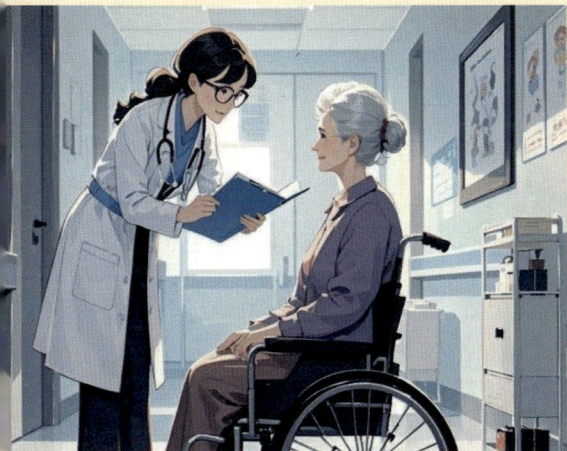

治疗篇

抗骨质疏松的基石——饮食和运动

饮食和运动在预防和管理骨质疏松中起着至关重要的作用。

1 选对食物是关键

（1）钙的重要性

钙是骨骼的主要成分，当钙摄入不足时，骨骼会释放钙以维持血钙浓度，长期缺钙会导致骨量减少，增加骨质疏松风险。

（2）高钙食物推荐（具体见含钙丰富的食物章节）

- 乳制品：牛奶、酸奶、奶酪。乳制品中的钙吸收率高，且富含维生素A、D，是补钙的最佳选择。

- 深绿色蔬菜：荠菜、苋菜、菠菜、羽衣甘蓝等。蔬菜中的镁、钾、维生素K和维生素C有助于提高钙的利用率。

- 豆类及豆制品：毛豆、卤水豆腐（北豆腐）和石膏豆腐（南豆腐）等。豆浆因加水稀释，钙含量较低，不能替代牛奶。

- 坚果和种子：榛子、芝麻、杏仁等。

- 海产品：虾皮、沙丁鱼、

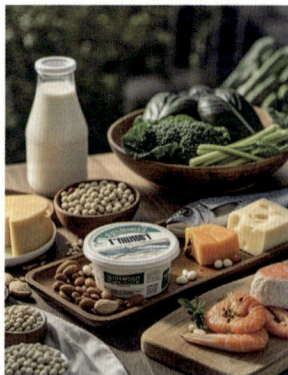

扇贝等富含钙，且含有优质蛋白质和 Omega-3 脂肪酸。

（3）需控制的"偷钙"因素

- 高盐饮食：每摄入 6g 盐，尿钙多排出 40~60mg。建议每日盐摄入 < 5g。
- 咖啡与酒：过量咖啡或饮酒会加速钙流失。
- 碳酸饮料：尤其可乐类饮料，其里面含有磷酸，可与钙形成不溶性的磷酸钙，从而影响钙吸收。

2 运动：强骨防骨折

（1）运动对骨骼的好处

- 促进骨形成：运动可刺激成骨细胞活性，增加骨密度。
- 改善平衡与协调：增强肌肉力量，降低跌倒和骨折风险。
- 促进钙吸收：户外运动增加日照，促进皮肤合成维生素 D，提高钙的吸收率。

（2）适合骨质疏松患者的运动类型

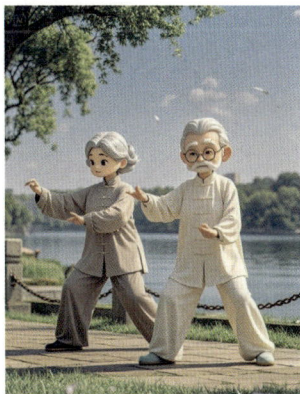

- 有氧运动：如步行、慢跑、游泳、太极、八段锦等。适合所有骨质疏松症患者，能提高心肺功能和整体健康。
- 抗阻运动：如举重、下蹲、俯卧撑等。增强肌

肉力量，改善骨密度，尤其对腰椎和股骨颈有益。

- 冲击性运动：如跳绳、体操等。适合骨量较低但无骨折风险的患者，能刺激骨形成。

- 振动运动：如全身振动训练，可改善骨密度和肌肉力量。

（3）骨折后的运动建议

- 早期：在骨折稳定的前提下，进行邻近关节的被动运动和肌肉等长收缩训练，预防并发症。

- 后期：以主动运动、渐进性抗阻运动和平衡训练为主，恢复功能。

（4）运动强度与频率

- 中等强度：呼吸和心率明显增加，可说话但不能唱歌。

- 高强度：呼吸和心率大大增加，无法连续说话。

- 推荐量：每周 150~300 分钟中等强度运动，或 75~150 分钟高强度运动。

哪些人需要抗骨质疏松治疗？

出现以下情况需要接受专业抗骨质疏松症治疗

（1）已确诊骨质疏松症患者

骨密度检测报告亮起红灯（T 值 ≤ –2.5），说明骨头已经脆弱到"酥脆饼干"级别。这类人群每 3 秒就有 1 个发生脆性骨折

（轻轻绊倒就出现脚踝骨折，咳嗽出现肋骨骨折，扭腰后出现腰椎骨折等）。

（2）已经发生椎体或髋部脆性骨折者

这类人群就像"骨折体质"，50岁以上患者再骨折风险是常人的5倍！特别是髋部骨折被称为"人生最后一次骨折"：

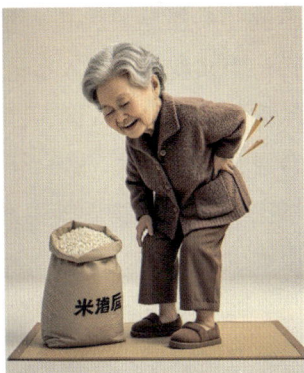

- 1年内死亡率达20%（多因卧床并发症）。
- 50%患者永久失去生活自理能力。
- 平均住院费用高达10万元。

（3）骨量减少的骨折高危人群

即使骨密度没到"骨质疏松线"，这些情况也必须警惕：

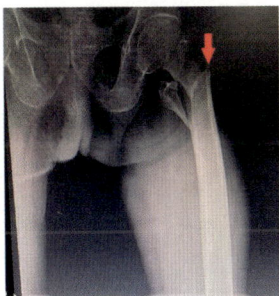

- 肱骨近端、骨盆、前臂远端的脆性骨折。
- FRAX评分显示10年内有3%以上髋部骨折风险或任何主要骨质疏松性骨折发生风险 $\geqslant$ 20%。

治疗骨质疏松的药物有哪些？

严格意义上来说，钙剂和维生素D属于骨健康基本补充剂，不同年龄段膳食钙摄入量也不同，首选是通过膳食摄入充足的钙，当饮食中钙摄入不足时，可给予钙剂补充。对于有维生素 D 缺乏危险因素的人群，首先建议接受充足的阳光照射，通过皮肤自身合成；其次，膳食补充可以选择深海鱼类和动物肝脏等富含维生素 D 的食物。维生素 D 缺乏或不足者也可首先选择每日口服维生素 D。

除了以上骨健康补充剂外，抗骨质疏松的药物按作用机制分为抗骨吸收类、促进骨形成类、双重作用药物、其他机制类药物及中成药等。

按照不同的机制划分，可将药物分为以下几类：

分类	药物	特殊人群
双膦酸盐类药物	阿仑膦酸钠	肝功能不全者无需调剂量。肌酐清除率 35~60ml/min 者无需调剂量，肌酐清除率 < 35ml/min 者禁用
	唑来膦酸、米诺膦酸	肝功能不全者无需调剂量。肌酐清除率 35~60ml/min 者无需调剂量，肌酐清除率 < 35ml/min 者禁用。妊娠或可能妊娠的妇女禁用
	利塞膦酸钠	肝功能不全者无需调剂量。肌酐清除率 ≥ 30ml/min 者无调整剂量，肌酐清除率 < 30ml/min 者禁用
	伊班膦酸钠	肝功能不全者无需调剂量。肌酐清除率 ≥ 30ml/min 者无调整剂量，肌酐清除率 < 30ml/min 者禁用。妊娠期和哺乳期妇女禁用

分类	药物	特殊人群
RANKL 抑制剂	地舒单抗	肝肾功能不全者无需调剂量。妊娠或可能妊娠的妇女禁用。低钙血症者禁用。
选择性雌激素受体调节剂（SERMs）	雷洛昔芬	肝功能不全者禁用。轻中度肾功能不全者慎用，重度肾功能不全者禁用。妊娠期或可能妊娠的妇女禁用。有活动性或既往静脉血栓栓塞史、静脉血栓栓塞性疾病（如肺栓塞、深静脉血栓、视网膜静脉血栓）、有血栓倾向（如长期卧床、久坐）、不明原因子宫出血、子宫内膜癌者禁用。
降钙素类药物	如鲑降钙素	肝肾功能不全者无需调剂量。妊娠期妇女禁用。
甲状旁腺激素类似物（PTHa）	特立帕肽	肝功能不全者慎用。中度肾功能不全者慎用，重度肾功能不全者禁用。禁用于 < 18 岁儿童及骨骺未闭合的青少年。妊娠期和哺乳期妇女禁用。禁用于高钙血症、除骨质疏松症与成骨不全外的代谢性骨疾病、畸形性骨炎、骨骼恶性疾病、严重肾脏损害、骨骼疾病放射治疗史、肿瘤骨转移、骨骼既往接受过辐射者。基线骨肉瘤风险增加者不建议使用。
硬骨抑素单克隆抗体	罗莫佐单抗	肝功能不全者慎用。肾功能不全者无需调剂量。妊娠或可能妊娠的妇女禁用。禁用于有心肌梗死或中风史、低钙血症者。

这些看起来确实难懂，但是不用担心，作为一种慢性疾病，骨质疏松的治疗需要全程管理，目前骨质疏松症治疗药物的选择

已经逐步转为依据骨折风险分层的治疗策略。您只需要把自己的病情毫不隐瞒地告诉医生并且配合治疗前的检查，专业的医生会根据情况制定全程的治疗方案。

轻重不一的骨质疏松患者药物选择有诀窍

骨质疏松症治疗的首要目标就是降低骨折的风险，让骨头重新变得坚固。

对于骨质疏松症的治疗，医生会根据你的骨折风险来选择合适的药物。如果你已经被诊断为骨质疏松症，那么你已经是骨折的高风险人群了。这时候，医生可能会给你开一些口服药物，比如阿仑膦酸钠或利塞膦酸钠等。但是，如果你对口服药物不太耐受，别担心，还有其他的选择。比如唑来膦酸或地舒单抗，这些药物可以通过注射的方式进入你的身体，继续为你的骨头保驾护航。

如果你最近发生了脆性骨折（特别是过去 24 个月内），或者在接受抗骨质疏松治疗期间仍然骨折了，或者你有多个部位的脆性骨折（比如椎体、髋部、肱骨近端或桡骨远端等），那么你就是极高骨折风险的"候选人"了。此外，如果你正在使用高剂量的糖皮质激素（比如泼尼松龙，每天大于等于 7.5mg，超过 3 个月），或者你的骨密度 T 值小于 –3.0，或者你有高跌倒风险或慢性疾病导致的跌倒史，或者 FRAX 计算显示你未来 10 年主要骨质疏松骨折风险大于 30% 或髋部骨折风险大于 4.5%，那么你也属于极高骨折风险的人群。

对于这些极高骨折风险的患者，医生可能会选择更加强效的药物，比如特立帕肽、唑来膦酸、地舒单抗或罗莫佐单抗。特别是对于髋部骨折极高风险的患者，可优先考虑唑来膦酸或地舒单抗。

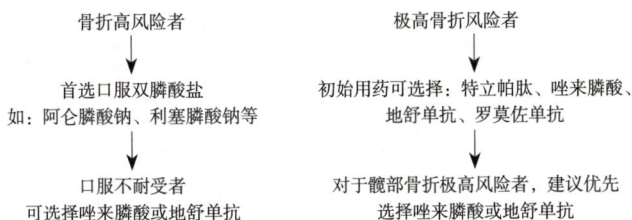

骨折高风险者

首选口服双膦酸盐
如：阿仑膦酸钠、利塞膦酸钠等
↓
口服不耐受者
可选择唑来膦酸或地舒单抗

极高骨折风险者

初始用药可选择：特立帕肽、唑来膦酸、
地舒单抗、罗莫佐单抗
↓
对于髋部骨折极高风险者，建议优先
选择唑来膦酸或地舒单抗

总之，骨质疏松症虽然听起来有点吓人，但只要及时治疗，选择合适的药物，骨头依然可以变得坚固如初。所以，别让骨质疏松症"偷走"你的坚强，让我们一起守护"骨"力吧！

双膦酸盐的常见不良反应和注意事项有哪些？

双膦酸盐是当前临床常用的一线抗骨质疏松症类药物，这类药物能够特异性结合到骨重建活跃部位，抑制破骨细胞功能，达到抑制骨吸收的效果。双膦酸盐类药物主要包括：阿仑膦酸钠、利塞膦酸钠、米诺磷酸、唑来膦酸和伊班膦酸钠。"是药三分毒"，同样，双膦酸盐作为重要的抗骨质疏松症的有效治疗药物，也有一定的不良反应需要我们关注。

（1）一过性"流感样"症状：首次应用双膦酸盐可出现一过

性发热、发热、乏力、过敏样反应、寒战、流感样症状等。大多数会在 3 天内明显缓解，症状明显者可对症治疗，并不是必须停药的指征。

（2）**消化系统反应**　主要表现为上腹部不适、恶心、呕吐、反酸、腹胀、腹泻、腹痛、胃肠道反应等。另外，有欧美等国家报道用双膦酸盐后被诊断出食道癌的报告，也发布了口服双膦酸盐药物可能导致食道癌的风险警示信息。有活动性胃及十二指肠溃疡、反流性食管炎、功能性食管活动障碍者应慎用。

（3）**肾毒性**　表现为全身、肢端或头面部水肿、肾功能异常、肾功能衰竭、尿频及血尿等，大多双膦酸盐类药物约 60% 以原形从肾脏排泄，对于原有肾功能异常的患者，应慎用或酌情减少药物剂量；每次给药前应检测肾功能，肌酐清除率＜ 35ml/min 者应禁用。

（4）**肌肉骨骼系统反应**　主要表现为骨痛、肌痛、关节痛、肌肉骨骼痛、骨关节痛等。

（5）**下颌骨坏死（ONJ）和非典型性股骨骨折（AFF）**　这两种属于罕见但严重的不良反应。

预防的措施

应用双膦酸盐药物前应预防性行牙科检查、保持口腔卫生以及控制酒精摄入和戒烟等。评估患者的牙齿状态、现有的骨内种植体和假牙的适配性；明确局部牙齿感染，特别是边缘和根尖牙周炎。做好这些预防措施可使下颌骨坏死发生的风险降低 50%。对于口腔手术的患者，如在拔牙后闭合创面，手术前后使用抗生素，采用抗菌漱口液，保持良好的口腔卫生。进行复杂侵入性口腔手术时，建议暂停双膦酸盐治疗 3~6 个月，再实施口腔手术，术后 3 个月，进行口腔检查评估，如无口腔特殊情况，可考虑恢复使用双膦酸盐类药物。用药期间，如果口腔或牙齿发生任何问题，特别是出现牙齿松动、疼痛或肿胀，或溃疡不能愈合或存在排出物，这些可能为下颌骨坏死的体征。要立即联系口腔科医生。

　　骨质疏松的防治是一个长期的过程，在药物治疗的同时，也需要加强对自己服用药物的了解，当发生不适表现时，要警惕是否与药物有关，若不能明确时，要及时寻求医生的帮助。

服用双膦酸盐的正确方法

（1）不同类型的口服类双膦酸盐药物规格及用法用量

药品	规格	服药频次	服药时间	发生漏服
阿仑膦酸钠	10mg	早晨空腹	每天 1 次 每次 1 片	不必补服，第二天晨起按计划服用 1 片即可
阿仑膦酸钠	70mg	早晨空腹	每周 1 次 每次 1 片	需要补服，在记起后的第二天早晨服用 1 片，不可在同一天服用 2 片，而后按照原本的服药计划，仍然每周服用 1 片
利塞膦酸钠	5mg	早晨空腹	每天 1 次 每次 1 片	不必补服，第二天晨起按计划服用 1 片即可

续表

药品	规格	服药频次	服药时间	发生漏服
利塞膦酸钠	35mg	早晨空腹	每周1次每次1片	需要补服，当在记起后的第二天早晨服用1片，不可在同一天服用2片，而后按照原本的服药计划，仍然每周服用1片
米诺膦酸	1mg	早晨空腹	每天1次每次1片	不必补服，第二天晨起按计划服用1片即可

（2）方法及步骤

步骤一：服药应在清晨空腹进行，用180~240ml白水送服，不可咀嚼或吮吸，避免口咽部溃疡。

步骤二：服药后禁食（包括饮料、食物及其他药物）30分钟以上，避免躺卧，保持上半身直立30分钟以上。因为口服双磷酸盐会对上消化道黏膜产生局部刺激，尤其是不按正确方法用药，严重情况下会引起食管溃疡、食管糜烂、食管炎。因此，患者不能躺着用药及睡前用药，也不能在用药后躺卧。

双膦酸盐的药物假期是什么？

抗骨质疏松症治疗是个长期的过程，一旦确诊骨质疏松症，建议坚持规范治疗至少1年。

双膦酸盐的药物假期是骨质疏松患者在使用该类药物连续

治疗一段时间后，如口服双膦酸盐治疗 5 年后或静脉给予双膦酸盐治疗 3 年后，在医生的指导下，暂时停止治疗的时期。其基本原理是双膦酸盐半衰期长、作用持久，在一定治疗疗程后，骨骼中积累的双膦酸盐抗骨质疏松性骨折的作用可能会保持数年，可让患者继续受益于抗骨质疏松疗效，同时降低药物不良反应的风险。

评估是否进入或结束药物假期，从以下几点考虑：

（1）**骨折风险评估** 对于口服双膦酸盐类药物者，如果骨折风险不高（如全髋部或股骨颈骨密度 T 值＞ –2.5 且治疗期间未再发生骨折），可以在治疗 5 年后考虑进入药物假期（1~3 年），若骨折风险仍高建议延长治疗至 10 年或序贯其他抗骨质疏松症药物。对于使用静脉双膦酸盐者，如果骨折风险高，治疗 3 年后可以考虑药物假期；对于极高骨折风险患者，可以考虑延长治疗至 6 年或序贯其他抗骨质疏松症药物。

（2）**监测和重启治疗** 在药物假期，患者应定期监测骨密度和骨转换生化标志物。如果骨密度明显下降或骨转换生化标志物水平升高，提示骨折风险增加，建议考虑暂停药物假期、重新启动双膦酸盐类药物治疗或选择其他抗骨质疏松症药物。

（3）**安全性** 虽然药物假期可以提高安全性并减少长期药物的潜在副作用，但应在医生充分评估下指导停药，以确保骨折风险仍然处于低水平。

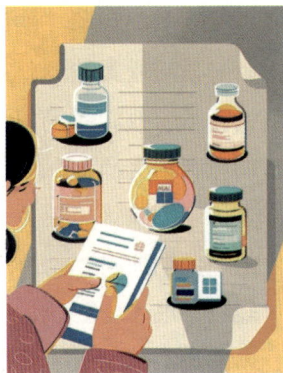

总之，药物假期是暂时的。在此期间，建议定期检测骨密度（停药开始第 1 年每 6 个月 1 次，此后每年 1 次），每 6 个月检测骨转换生化标志

物。当骨密度明显下降、T 值 ≤ −2.5，骨转换生化标志物显著升高或者出现新发骨折时，建议结束药物假期，继续双膦酸盐或其他抗骨质疏松药物治疗，即"重启治疗"。

🏃 双膦酸盐漏打、漏服怎么办？

有些患者朋友会因为各种原因漏打针、漏吃药。偶尔忘记一次看似"小事"，但对骨骼健康可能产生哪些"蝴蝶效应"？

（1）骨密度可能"坐滑梯"

双膦酸盐像给骨头穿上一件"防弹衣"，但它需要持续积累才能发挥作用。这类药物会吸附在骨表面，逐渐抑制破骨细胞的过度破坏。如果用药不规律，药物浓度就像"断断续续的 WiFi 信号"，无法形成稳定的保护层。

研究显示，漏服率超过 30% 的患者，骨密度改善效果可能下降 50%，原本能提升的骨量可能"原地踏步"。就像给庄稼浇水，三天打鱼两天晒网，禾苗很难苗壮成长。

（2）骨折风险"偷偷涨"

骨质疏松最怕的就是骨折，而漏用药会让骨骼的"防御值"悄悄降低。规范用药可降低脊柱骨折风险 40%~70%，但漏服漏打的患者，髋部骨折风险可能增加 1.5 倍。骨头内部的"微裂缝"修复速度变慢，可能从"小隐患"发展成"大问题"。就像防洪堤坝，定期加固才能挡住洪水，漏掉几次维护，看似坚固的堤坝可能被小浪冲垮。

漏用后怎么办？别慌！根据您所用药物不同可参考下面的

方法：

口服药漏服：如果想起来时还没吃早餐，立即补服（保持空腹＋直立30分钟）；如果已进食，直接跳过本次，下次按原计划继续，千万别一次吃双倍剂量！

注射剂漏打：联系医生评估，通常建议尽快补打。

长期漏用：及时复诊，医生可能调整方案（如换用其他类型药物或联合治疗）。

总之，偶尔漏用一次不用过度焦虑，但频繁漏用一定要重视！如果因副作用想停药，请务必先咨询医生，有可选择的替代方案（如地舒单抗、特立帕肽等）。骨质疏松治疗是"持久战"，规律用药加定期复查，才能让骨头真正"硬起来"！

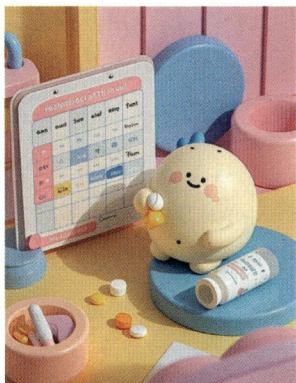

🧑‍⚕️ 地舒单抗使用中有哪些注意事项？

地舒单抗作为新型抗骨质疏松药物正受到广泛关注。这种通过生物工程技术制备的特殊蛋白质（单克隆抗体），与大家熟悉的双膦酸盐类药物同属骨吸收抑制剂，通过抑制破骨细胞活性来保护骨骼健康。对于正在使用或考虑使用该药物的朋友，以下这些关键信息需要特别注意。

（1）规范用药是基础

地舒单抗采用皮下注射给药方式，推荐剂量为每次 60mg，每 6 个月注射一次。注射部位可选择大腿、腹部或上臂区域，初始期建议由专业医护人员操作。需要特别强调的是，治疗期间必须保证每日充足的钙和维生素 D 摄入，这对预防低钙血症至关重要。建议首次用药前检测血钙水平，并在每次注射后 2 周内复查。

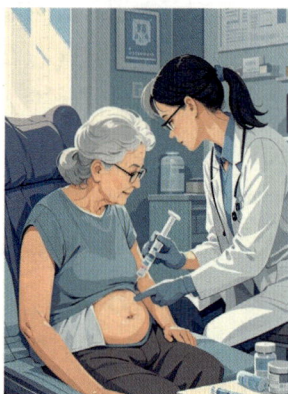

（2）长期治疗需坚持

与双膦酸盐类药物不同，地舒单抗没有药物假期的概念。现有临床证据支持持续使用 5~10 年的治疗方案。需要特别注意的是，突然停药可能导致骨密度快速下降，甚至增加椎体骨折风险。如确需停药，医生通常会建议改用双膦酸盐类药物进行过渡治疗，以维持治疗效果。

（3）不良反应需警惕

常见不良反应包括肌肉骨骼疼痛，偶见注射部位反应。虽然严重并发症发生率较低，但需特别注意以下情况：颌骨坏死（多发生于口腔手术后）、非典型股骨骨折（表现为大腿隐痛或钝痛）、严重过敏反应（出现皮疹或呼吸困难需立即就医）。定期口腔检查、避免侵入性牙科操作可有效降低颌骨坏死风险。

（4）特殊情况应对策略

治疗期间如出现大腿、髋部或腹股沟区域持续疼痛，应立即就医排查非典型股骨骨折可能。对于过敏体质或存在低钙血症的患者，需提前告知医生，这类人群属于用药禁忌群体。

（5）个体化治疗选择

地舒单抗虽为抗骨质疏松利器，但并非人人适用。对于肾功能不全患者，该药无需调整剂量的特点使其成为优选方案。具体到每位患者，医生会综合评估年龄、骨折风险、基础疾病等因素，制定最适合的治疗方案。

科学用药需要医患双方的密切配合。治疗期间请保持规律随访，按时完成骨密度检测和生化指标监测。任何用药疑问或身体异常都应及时与主治医生沟通。

地舒单抗漏打怎么办？

地舒单抗需要每 6 个月规律注射一次，其作用机制是通过持续抑制破骨细胞活性来保护骨骼。如果漏打或延迟注射，可能引发以下问题：

（1）**骨保护作用减弱**　药物浓度在体内逐渐下降后，破骨细胞活性可能"反弹"，导致骨吸收加快。研究显示，漏打超过 6 个月时，骨密度可能以每年 3%~5% 的速度下降，甚至可能低于治疗前水平。

（2）**骨折风险升高**　漏打后椎体骨折风险显著增加。一项临床研究指出，漏打 1 次的患者，1 年内椎体骨折风险比规律用药者高 2~3 倍，尤其是既往有骨折史的高危人群。

（3）**骨转换生化标志物波动**　血液中的骨转换生化标志物（如 CTX、P1NP）可能在漏打后迅速上升，提示骨骼破坏加速。

应对措施：如治疗过程中遗漏一剂低舒单抗，应尽快补充注射，此后应从末次注射之日起每 6 个月注射一次。注意在专业医生指导下，必要时进行骨密度检测、椎体影像学检查（如胸腰椎 X 线）评估骨骼状态，并根据骨骼情况评估是否序贯双磷酸盐治疗以稳定骨密度。

长期随访：每 3 个月检测血钙，每 6 个月复查骨转换生化标志物。

预防漏打的实用建议

（1）**设置多重提醒**　在手机日历、用药管理类 APP 中标注注射日期，提前联系医生预约。

（2）**建立用药档案**　记录每次注射时间、部位及反应，复诊时携带供医生参考。

（3）**选择固定周期**　例如每年 1 月和 7 月注射，与季节变化关联，降低遗忘概率。

通过患者教育强调规律用药的重要性，用通俗比喻解释：地舒单抗像定期维护骨骼的"防护盾"，漏打等于撤掉盾牌，骨骼会再次暴露在风险中。

地舒单抗漏打后越早补打，对骨骼的保护作用恢复越快。患者切勿因漏打而自行放弃治疗，及时补打、加强监测、必要时联合治疗是降低风险的关键。及时与医生沟通并制定补救方案，才能最大程度降低骨折风险。

特立帕肽治疗中应该注意什么？

特立帕肽被称为"骨骼建筑师"，是骨质疏松治疗中少见的"促骨形成药"。它通过模拟人体甲状旁腺激素的作用，小剂量使用时能刺激成骨细胞活性，帮助修复骨骼"漏洞"，增加骨密度并降低骨折风险。特立帕肽批准用于治疗骨折高风险的绝经后骨质疏松症；国外还批准用于治疗骨折高风险的男性骨质疏松症以及糖皮质激素性骨质疏松症。

特立帕肽虽好，但并非人人适用。若存在以下情况需禁用：

对特立帕肽或其中任何辅料过敏；18 岁以下的青少年或骨骺未闭合者（可能影响骨骼发育）；原发性甲状旁腺功能亢进；畸形性骨炎；骨骼疾病放射治疗史；高钙血症；肿瘤骨转移或骨恶性肿瘤；肌酐清除率小于 35ml/min；妊娠期或哺乳期女性；不明原因的碱性磷酸酶升高。

正确使用是关键

剂量与疗程：每日仅需皮下注射 1 次，每次 20μg，推荐在腹部或大腿轮流注射。最长使用时间不超过 24 个月，且一生只能接受一次疗程（超期可能增加骨肉瘤风险）。停药后需衔接其他抗骨质疏松药物（如双膦酸盐），以维持疗效。

日常配合：每日需摄入钙 1000~1200mg 和维生素 D 600~1000IU（日照不足者），但需定期监测血钙，避免出现高钙血症。

若漏打一次，当天想起可补注，次日无需加倍。

可能出现的不适与应对

多数人用药后无严重不适，但 10%~20% 的患者可能出现，常见不良反应有：注射部位红肿、短暂头晕、腿抽筋，通常 1~2 周内自行缓解；若出现持续骨痛（尤其下肢）、尿量减少、恶心呕吐或意识模糊，可能提示高钙血症或肾功能异常，需及时就医。

定期复查不能少

用药期间需每 3 个月检查血钙和肾功能，每年复查骨密度（重点观察腰椎和髋部）。若治疗 1 年后骨密度无改善，需与医生讨论调整方案。

特立帕肽如同精准的"骨骼修复师"，用对方法才能既安全又有效。遵循医嘱、规范治疗，才能让疏松的骨骼重新"强韧"起来！

如何正确应用降钙素？

降钙素是骨吸收抑制剂类药物，是一种钙调节激素，具有抑制破骨细胞的生物活性、减少破骨细胞数量，减少骨量丢失并增加骨量。降钙素还可以减轻骨质疏松引起的疼痛症状，提高患者的生活质量。

降钙素主要抑制破骨细胞的活性和增殖、减少骨骼中钙的释放，同时增加肾脏对钙的排泄，故可产生降低血钙作用。

临床常用降钙素主要包括鲑降钙素和依降钙素。

1 鲑降钙素：有鼻喷剂和注射液两种剂型

鲑降钙素鼻喷雾剂	鲑降钙素注射剂
100~200 IU 1 次 / 日　喷鼻	50 IU 1 次 / 日　皮下或肌内注射

鼻喷剂的正确用法：

喷在鼻子里使用，经鼻黏膜吸收，初次使用，手持喷鼻瓶，按压瓶帽，重复操作（1~2 次），直到释放均匀细小的气雾，即可使用。

（1）头部略向前倾，将喷头插入一侧鼻孔，确保瓶口与鼻腔呈直线，注意喷头不要顶在鼻腔侧壁上。

（2）使劲快速按压，使鼻喷液呈雾状进入鼻腔。

（3）喷压一次后，用鼻子深吸气几次，以免药液流出鼻腔。

注意：不要立即用鼻孔呼气。

（4）如果使用双倍计量，可在另一侧鼻孔中再喷压一次。

鼻喷剂的保存方法：

鲑降钙素鼻喷雾剂开封前应置于冰箱内（2~8℃），不得冷冻。

喷鼻瓶一旦开启使用，必须直立放置于室温条件下

（不超过 25℃），最长可使用 4 周；

如果喷雾器阻塞，可通过强力按压来解除，请不要使用尖锐的物体疏通，因为这会损伤喷雾器喷头；

为了保证药量充足，储存和携带中应直立放置；

每次使用后应盖好瓶盖，避免瓶口污染及阻塞。

② 依降钙素

依降钙素用于治疗骨质疏松引起的疼痛，分为 10 IU/ 支和 20 IU/ 支两种规格。用法分别为：每周 2 次，每次肌内注射 10 IU；或每周 1 次，每次肌内注射 20 IU。

任何药物都是有不良反应的，只是轻重程度不同。

注射剂型最常见的不良反应为面部潮红，注射部位刺痛；鼻喷剂不良反应明显少于注射剂，除脸部潮红外，少数患者会引起鼻腔刺激和鼻炎症状。

另外，有研究报道，长期使用（6 个月或更长时间）鲑降钙素鼻喷剂型与恶性肿瘤风险增加相关，但无法肯定该药与恶性肿瘤间的确切关系。鉴于此，鲑降钙素连续使用时间一般不超过 3 个月。

绝经后补充雌激素安全吗？

绝经后雌激素的减少会导致骨质流失，增加骨折风险。雌激素补充可以抑制破骨细胞活性，降低骨骼中钙的释放，预防骨量快速丢失，降低骨折风险。且雌激素可通过与关节软骨表面的雌激素受体结合，减少关节炎症，降低肌少症的发生率；并可缓解围绝经期症状，有效改善潮热、盗汗、睡眠障碍、阴道干涩等。早期使用雌激素有助于降低认知功能减退和阿尔茨海默病风险。雌激素对心血管系统也有保护作用，但使用时机非常关键。60 岁以下或绝经 10 年内启动雌激素补充治疗，不增加冠心病和中风风险，甚至可以降低心血管病死亡率。

但在开始雌激素治疗前，应在医生指导下进行全面的身体检查及评估，明确用药时间，确保安全性：

（1）**子宫内膜癌风险**　单独使用雌激素可能会增加子宫内膜癌的风险，因此有子宫者通常需要与孕激素联合使用，以保护子宫内膜。

（2）**乳腺癌风险**　单独应用雌激素基本不额外增加乳腺癌风险，但雌激素与孕激素联合使用可能会轻度增加乳腺癌风险，使用天然或接近天然的孕激素，如地屈孕酮或替勃龙，用药 5~7 年不增加乳腺癌风险。更长时间的用药可能极少量增加乳腺癌风险，但比起肥胖、较多饮酒带来的风险还是要小。对于乳腺癌高风险女性，应避免使用全身性雌激素，首选阴道润滑剂和保湿剂，次选局部低剂量雌激素治疗以改善泌尿生殖道症状。

（3）**血栓风险**　口服雌激素可能会增加静脉血栓栓塞（VTE）的风险，尤其是对于肥胖、吸烟或有易栓症家族史的女性。经皮雌激素（贴片、凝胶）不增加血栓风险，适合高风险人群。

总之，绝经后补充雌激素治疗在绝经后 5 年内治疗效果较明显，越早使用越好。在遵循医嘱和定期评估的前提下，根据个人的具体情况（如年龄、健康状况、家族病史等）制定个性化的治疗方案。

女性还可选择的抗骨质疏松药物有哪些？

在众多骨质疏松的治疗药物中，有些是女性专用的，除了雌激素外，还有选择性雌激素受体调节剂。它听起来像是雌激素的"亲戚"，但其实它并不是雌激素，而是一位"变形金刚"式的药物。它能够与雌激素受体结合，然后根据不同组织的需求，发挥不同的作用，有时像雌激素的"好朋友"，有时又像它的"对手"。

以雷洛昔芬为例，这位药物在骨骼中表现得像一位"暖男"。它与骨骼中的雌激素受体结合，发挥类似雌激素的作用，帮助抑制骨吸收，增加骨密度，从而降低椎体和非椎体骨折的风险。简单来说，它让骨骼变得更结实，减少骨折的"意外惊喜"。

但在乳腺和子宫中，雷洛昔芬却摇身一变，成了雌激素的"冷静派"。它在这里发挥拮抗作用，不刺激乳腺和子宫组织。还有研究表明，它能够降低雌激素受体阳性浸润性乳腺癌的发生风险。可以说，它是一个"聪明"的药物，知道在什么场合该做什么事。

安全性：总体良好，但需注意"小脾气"。

雷洛昔芬的总体安全性是很好的，但也有点"小脾气"。国外有报告显示，它可能会轻度增加静脉栓塞的风险（虽然国内还没发现类似情况）。所以，如果你有静脉栓塞病史，或者因为长期卧床、久坐等原因有血栓倾向，那就要避免使用它了。

不过，对于心血管疾病高风险的绝经后女性来说，雷洛昔芬并不会增加冠状动脉疾病和脑卒中的风险。这一点可以让大家放心，它不会给心脏和血管"添乱"。

男性可选择的抗骨质疏松药物有哪些？

抗骨质疏松药物的选择在不同性别中存在一定差异，主要与生理机制、激素水平及药物适应症相关。根据药物的不同分类，我们来了解一下男性可选择的抗骨质疏松药物有哪些吧。

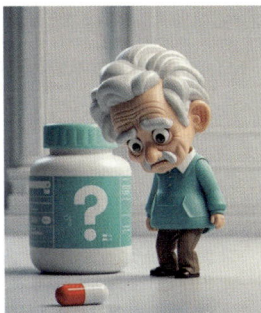

① 抗骨吸收药物

（1）双膦酸盐类（如阿仑膦酸钠、唑来膦酸）

- 适用情况：男性骨质疏松的一线选择，尤其适用于原发性或继发性（如糖皮质激素相关）骨质疏松。
- 注意事项：需先鉴别继发因素（如酗酒、性腺功能减退、HIV 相关性骨质疏松、糖皮质激素相关骨质疏松等）。疗程与女性相似，但男性临床研究数据相对较少。

（2）地舒单抗

- 适用情况：男性骨质疏松的常用药物，尤其对双膦酸盐不耐受或肾功能不全者。

- 注意事项：长期使用需监测血钙（低钙血症风险较高）。需每 6 个月规律注射，避免中断后骨密度快速下降。

② 促骨形成药物

甲状旁腺激素类似物（特立帕肽、阿巴洛肽）

- 适用情况：严重骨质疏松（骨密度 T 值≤ –3.0）或骨折高风险男性。性腺功能减退相关骨质疏松（需联合雄激素替代治疗）。
- 注意事项：疗程通常不超过 24 个月（长期可能增加骨肉瘤风险）。需排除骨肿瘤或 Paget 骨病病史。

③ 性激素相关药物

雄激素替代治疗（睾酮）

- 适用情况：明确诊断为性腺功能减退（低睾酮水平）的男性骨质疏松患者。
- 注意事项：需监测前列腺特异性抗原（PSA）和红细胞压积（避免前列腺癌或红细胞增多症风险）。但不适用于睾酮水平正常的男性。

④ 基础补充剂

钙剂与维生素 D

- 适用情况：所有男性骨质疏松患者的基础治疗。
- 注意事项：应避免过量补钙。建议每日钙摄入量 1000~1200mg，维生素 D 600~1000 IU（根据血 25-羟维生素 D 水平调整）。

5 男性用药的特殊性

- 优先排查继发因素：男性骨质疏松约 50% 为继发性（如酗酒、糖皮质激素、性腺功能减退），需先治疗原发病。
- 避免女性专用药物。
- 禁用：雌激素、雷洛昔芬（SERMs）、罗莫佐单抗（目前仅用于绝经后女性）。

总体上，男性抗骨质疏松药物治疗首选双膦酸盐或地舒单抗，也可选择特立帕肽短期强化治疗。性腺功能减退需用睾酮替代治疗（需内分泌科协作）。

参考：1.《维生素 D 及其类似物的临床应用共识（2018）》
2.《原发性骨质疏松诊疗指南（2022）》

应用维生素 K_2 的注意事项有哪些？

很多人知道补钙和维生素 D，却忽略了另一个关键角色——维生素 K_2。它像一位"导航员"，默默帮助钙质精准沉积到骨骼中，而不是错误地堆积在血管或关节里。那么，维生素 K_2 在抗骨质疏松中到底有什么用，又需要注意哪些问题？

1 维生素 K_2 对骨骼的三大作用

- 激活"骨钙素",让钙补到骨头里:钙要想被骨骼吸收,需要一种叫"骨钙素"的蛋白质帮忙。但骨钙素必须经过维生素 K_2 的"激活"才能发挥作用。如果缺乏维生素 K_2,补再多的钙也可能"迷路",沉积到血管或肾脏,反而增加结石和动脉硬化的风险。

- 抑制"破骨细胞",减少骨流失:维生素 K_2 能抑制破骨细胞的活性,减缓骨量流失,尤其对绝经后女性和老年人更有意义。

- 协同维生素 D:维生素 D 负责促进肠道吸收钙,而 K_2 负责把钙"搬运"到骨骼。两者配合,既能提高补钙效率,又能减少钙在血管中的沉积风险。

2 哪些人需要关注维生素 K_2?

- 骨质疏松高风险人群:绝经后女性、老年人、长期服用糖皮质激素者。

- 补钙效果不佳者:即使补了钙和维生素 D,骨密度仍不理想。

- 有血管钙化倾向者:如高血压、糖尿病、慢性肾病患者。

3 如何科学补充维生素 K_2?

- 补充剂选择:优先选"MK-7"型维生素 K_2(天然提取,作用时间更长)。健康成人每日需补充维生

素 K_2 50~120μg，而骨质疏松及骨骼亚健康人群维生素 K_2 补充量需适当增加，过量可能引起头晕或胃肠不适。建议与维生素 D_3 联合补充（如 D_3+K_2 复合制剂）。

④ 重要注意事项

- 抗凝血药物禁忌：华法林等抗凝药通过抑制维生素 K 起效，补充 K_2 可能降低药效，需严格遵医嘱。
- 不与某些钙剂同服：避免与含镁或铝的钙剂同时服用（如某些胃药），可能影响 K_2 吸收。
- 长期高剂量风险：超过每日 200μg 可能干扰甲状腺功能（罕见），长期服用需定期检查。
- 不能替代药物：维生素 K_2 是辅助角色，不能代替抗骨质疏松药物（如双膦酸盐、地舒单抗）。

骨骼健康需要"团队作战"——均衡饮食、适度运动、科学补剂、定期筛查，缺一不可！

中医能治疗骨质疏松症吗？

中医能治疗骨质疏松症吗？答复是肯定的。中医的针灸能够迅速缓解骨质疏松症患者的疼痛；并通过中医的驱邪外出，固本培元，改善体质，保健筋骨，可以很好地提高老年人的生活质量。概况如下：

（1）中医如何理解骨质疏松？

中医认为，骨质疏松和"肾、脾、肝"密切相关，因为肾主骨生髓，肾精不足，骨髓生化乏源，骨骼就会失去供养逐渐发展成骨质疏松。脾主运化，在体合四肢肌肉，脾虚就会运化无力，出现四肢肌肉无力等骨质疏松症状。另外，肾为先天之本，脾为后天之本，先后天相互转化，脾虚致气血不足，不能为肾提供气血供养，进而加重肾虚。肝藏血，在体合筋，筋附着于骨而聚于关节。若肝血亏虚，则筋失血养，导致肢体屈伸不利，关节疼痛。另外肝肾同源，肝血与肾精相互化生、肝血虚则肾精亏虚，进而导致骨质疏松。肝肾脾三脏亏虚的时间长了，会因虚导致血瘀的生成，阻滞气血、经络运行，中医说"不通则痛"，从而产生周身疼痛的症状。据此理论依据，临床上原发性骨质疏松症常见六个证型：肾阳虚证、肝肾阴虚证、脾肾阳虚证、肾虚血瘀证、脾胃虚弱证和血瘀气滞证。

（2）针灸止痛为什么见效快？

像交通拥堵时交警疏导车流，针灸通过刺激特定穴位（如腰背部的肾俞、肝俞），能快速疏通堵塞的"气血通道"，促进局部血液循环，释放止痛物质。治疗后疼痛缓解明显，正是因为针灸针对性地调节了病灶部位的气血运行。

（3）中药如何"治本"？

个性化调理：就像裁缝量体裁衣，中医会根据不同体质如肾阳虚、肝肾阴虚、脾虚等分别给予不同的中药治疗，可以很好地改善体质，保健筋骨，在一定程度上改善骨密度，提高生活质量。

多靶点作用：现代研究发现，补肾中药能调节雌激素样物质，健脾药促进钙吸收，活血药改善骨微循环。

（4）日常配合更重要

● 食疗建议：黑芝麻核桃粥（补肾）、山药排骨汤（健脾）、每天晒背20分钟（促进维生素 D 合成）。

● 安全运动：太极拳、八段锦等柔和运动能增强肌肉保护力，推荐靠墙静蹲（每次 30 秒，每天 5 组）。

● 定期检测：建议每年做骨密度检查，每 3~6 个月进行血钙和维生素 D 检测，及时调整方案。

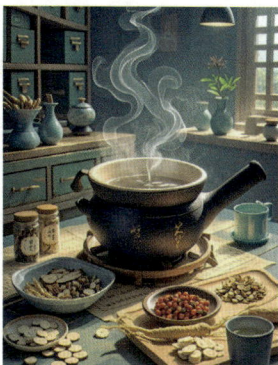

（5）温馨提醒

● 针灸缓解疼痛后，建议前 3 个月每周 2 次巩固，之后可改为每月 1~2 次维持。

● 中成药虽方便，但需要定期复诊调药（建议每 2 个月1 次），避免长期单一用药。

● 严重骨质疏松（如已发生骨折）需中西医结合治疗，中药不能替代抗骨质疏松药物。

中医治疗贵在坚持，像养护古树一样慢慢调理根基。配合适度补钙、防跌倒措施，能让骨骼更结实，生活质量自然提高。中医治疗的关键在于辨证精准，所以最好在医生的指导下进行治疗。

未来治疗骨质疏松新药有哪些？

目前临床常用药物如双膦酸盐、地舒单抗、特立帕肽等虽疗效确切，但还有许多限制。随着医学研究的深入，全球范围内已有多个新型抗骨质疏松药物进入研发阶段，为患者带来更多治疗希望。以下就当前具有代表性的在研药物进行介绍：

在促骨形成类药物领域，阿巴洛肽作为甲状旁腺激素类似物，通过调节骨代谢平衡发挥作用。该药物可选择性激活成骨细胞活性，在抑制骨吸收的同时促进骨形成，临床研究显示其能显著提升腰椎和髋部骨密度。目前已完成Ⅲ期临床试验，可能成为特立帕肽的升级替代药物。

给药方式创新方面，长效特立帕肽（SAL056）采用每周一次皮下注射的给药方案。这种改良剂型不仅提高了用药便利性，其缓释特性还能维持更稳定的血药浓度，特别适用于骨折高风险的绝经后骨质疏松患者，当前已进入Ⅲ期临床试验阶段。

针对骨痛症状的改善，Uni-PTH（甲状旁腺激素1-34类似物）展现出独特优势。这种新型骨形成促进剂通过激活静止骨表面的成骨细胞，能在6个月内快速提升骨密度并缓解骨痛。临床数据显示，其对中重度骨质疏松合并骨痛患者的治疗效果尤为显著，目前正在开展扩大适应症的临床研究。

在靶向治疗领域，布索组单抗（Blosozumab）作为人源化抗硬骨素单克隆抗体，通过阻断硬骨素（SOST蛋白）的抑制作用，实现"双管齐下"的治疗效果：一方面促进成骨细胞活性增加骨形成，另一方面抑制破骨细胞活性减少骨流失。这种双重作用机制使其在严重骨质疏松治疗中展现出快速提升骨

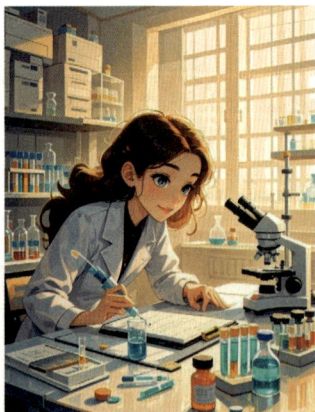

密度和骨强度的潜力。

我国自主研发的 SHR-1222 同样聚焦硬骨素靶点，其创新性结构设计使药物能更高效地结合并抑制硬骨素活性。动物实验显示，该药物呈剂量依赖性增加全身及腰椎骨密度，目前已完成 I 期临床试验，初步验证了其安全性和有效性。

需要强调的是，这些在研药物从临床试验到临床应用仍需经历严格验证。根据国际通行标准，新药研发需完成 I ~ Ⅲ 期临床试验，平均耗时 8~10 年，成功率不足 12%。因此，现有治疗方案仍是当前最优选择，患者切不可自行中断治疗或盲目等待新药。

值得期待的是，随着基因治疗、干细胞技术等前沿科技的发展，未来可能出现更精准的个体化治疗方案。例如基于基因检测的用药指导、靶向骨微环境的生物制剂等，都将为骨质疏松治疗带来革命性突破。

需要特别提醒的是，药物治疗必须与生活方式管理相结合。每日保证 30 分钟日照促进维生素 D 合成，进行适度负重运动增强骨骼应力，保持富含钙质的均衡饮食，这些基础措施与药物治疗具有协同增效作用。只有坚持"生活方式 + 药物干预"的综合管理模式，才能有效构筑骨骼健康防线，降低骨折风险。

医学进步为骨质疏松防治带来新的曙光，但科学防治意识的提升同样重要。建议高危人群定期进行骨密度检测，在医生指导下制定个性化防治方案，共同守护骨骼健康。

抗骨质疏松药物需要长期应用吗？

很多得了骨质疏松症的患者在确诊后都会关心一个重要问题：这些药物需要长期服用吗？会不会像高血压药一样终身不能停？我们就来聊聊这个大家关心的话题。

根据《原发性骨质疏松症诊疗指南（2022）》，抗骨质疏松治疗需要遵循"个体化、长期化"原则。就像建造房屋需要持续加固地基一样，骨骼健康也需要持续维护。所有治疗方案至少需要持续 1 年，治疗前和停药前都需要进行全面的骨折风险评估。医生会通过骨密度检测、血液生化指标等手段，像给骨骼做"体检"一样评估治疗效果。

那什么时候可以考虑停药呢？

特殊药物的"休息期"管理：在众多药物中，双膦酸盐类药物（如阿仑膦酸钠）具有独特的药物假期。这个概念类似于手机需要定期充电休息，长期使用这类药物（口服 5 年或静脉注射 3 年）后，如果评估显示低骨折风险，可以暂停用药 1~3 年。如果评估为高骨折风险，需在医生指导下继续治疗。

停药后的风险预警信号：药物假期如果出现以下情况需要及时重启治疗：骨密度年下降率超过 3%；血液中的骨转换生化标志物明显升高；发生新的脆性骨折；股骨颈 T 值 ≤ −2.5。

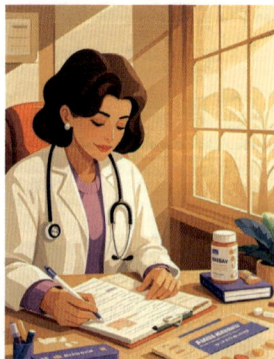

　　其他药物的疗程也有各自的特点，除了双膦酸盐，其他药物也有其"使用守则"。特立帕肽：使用不超过 24 个月，就像给骨骼"加油提速"，到期后需要转换其他药物；地舒单抗：建议使用 5~10 年后重新评估，高危患者需要序贯双膦酸盐；罗莫佐单抗：疗程 12 个月，结束后需要序贯治疗。

　　治疗后的持续管理：即使顺利停药，也要建立"骨骼健康档案"。每年复查 1 次双能 X 线骨密度检查（DXA）；每半年检测血清 CTX 等骨转换生化标志物；日常记录身高变化（年缩短＞2cm 需警惕）；注意新发腰背痛等预警症状。

　　总结来说，抗骨质疏松治疗就像精心养护一棵大树，既需要定期"施肥浇水"（药物治疗），也要注意"修剪枝叶"（生活方式干预），更要通过专业"园丁"（医生）的定期检查来调整养护方案。抗骨质疏松药物是否需要长期应用，除了药物本身的疗程限制外，治疗过程中还要对骨折风险进行动态评估，综合判断是否可以停药，即便是停药，每年也需要对骨密度、骨转换生化标志物等进行密切随访观察，评估骨折风险后来制定是否重启抗骨质疏松的治疗策略。

骨质疏松能治愈吗？

　　许多朋友在确诊骨质疏松后，最关心的问题往往是："这个病能治好吗？"我们就需要通过骨质疏松的本质来说一说。

　　骨质疏松症分为原发性和继发性两种类型。继发性骨质疏松通常由特定疾病（如甲亢、肾病）或药物（如激素类药物）引起，这类患者只要及时去除诱因并规范治疗，骨骼健康往往能得到明显改善甚至完全恢复。

而原发性骨质疏松（包括绝经后骨质疏松和老年性骨质疏松）则像高血压、糖尿病一样，属于需要长期管理的慢性疾病。骨骼如同"生命银行"，30~35 岁达到骨量峰值后，就会随着年龄增长逐渐"支取"骨量。医学治疗虽不能使骨骼"返老还童"，但能有效延缓骨量流失，降低骨折风险。

骨质疏松需要一个长期的管理，一旦抗骨质疏松药物干预，前期我们讲到治疗至少需要持续 1 年以上。若在治疗期间自行停药，短期内并不会出现明显的异常或症状，但是，若长期停药，可能会出现全身骨痛、肌肉痉挛、身高变矮甚至是骨折等情况的发生。在药物治疗中，除了双膦酸盐类药物有药物假期外，其他类药物是不建议随意停药的，尤其是地舒单抗，研究发现，地舒单抗使用后停药的骨折发生率有可能增加，故此，应谨慎停用地舒单抗，如停药需进行序贯性抗骨吸收治疗。另外，骨质疏松症的治疗是综合治疗，除了药物治疗外，生活方式管理和适当的运动也是很重要的。骨质疏松症治疗的最终目标是稳定您的骨密度，防止骨量更多的丢失，避免发生骨折或再次骨折，而不是实现完全治愈。

就像养护一棵大树，虽不能改变它的年轮，但可以通过科学养护让它枝干强健。面对骨质疏松，建立"长期管理"的认知，配合医生制定个性化方案，就能让骨骼这座"生命大厦"在岁月中屹立不倒。

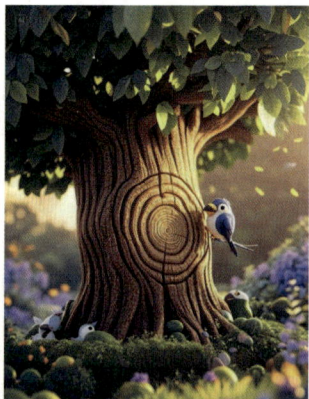

怎么判断骨质疏松治疗有效？

应用抗骨质疏松药物治疗后，很多患者最关心的就是治疗是否有效，可以根据以下几个指标来判断：

1 通过骨转换生化标志物

在抗骨质疏松药物治疗中，骨转换生化标志物的变化明显早于骨密度。当用强效的抗骨吸收治疗（比如地舒单抗、双膦酸盐、降钙素等）时，骨转换生化标志物快速下降，并于几个月内降至较低平台期。而对促骨形成药物如特立帕肽，早期的骨形成标志物的升高预示着随后骨密度增加。

主要观察两个指标：骨形成指标——血清Ⅰ型原胶原N端前肽（P1NP）及骨吸收指标——血清Ⅰ型胶原C末端肽（β-CTX）。

2 通过骨折判断

临床研究显示，抗骨质疏松药物治疗能够降低40%~70%的骨折风险，但对于个体，骨折风险的降低不易监测。发生一次骨折时，不要急于判断治疗失败。而应首先评估抗骨质疏松治疗的依从性，继发性骨丢失因素，及其他药物或疾病等影响因素，排除上述因素后行治疗方案调整，继续监测。如果抗骨质疏松治疗期间出现两次及以上脆性骨折时，不包括手部、颅骨、指（趾）骨、足骨和膝关节骨折，判断初始治疗失败。

③ 通过骨密度判断

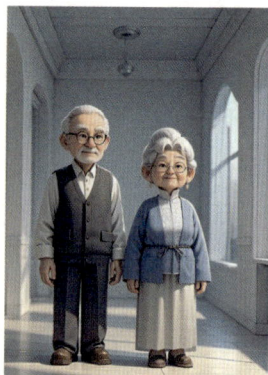

双能 X 线骨密度检测（DXA）是目前应用广泛的抗骨质疏松疗效监测和评估方法，可较好地反映治疗后骨折风险降低情况。抗骨质疏松治疗后骨折风险减低程度与骨密度上升显著相关。每年检测 1 次骨密度，在骨密度达到稳定后可适当延长检查间隔，例如 2 年检测 1 次。特殊情况，如糖皮质激素引起的骨质疏松等需要每 6 个月检测 1 次。骨密度变化达到 3%~5% 具有临床意义。临床实践中，治疗后同部位骨密度对比，如果腰椎骨密度持续下降 > 5% 或股骨骨密度下降 > 4%，判断治疗失败。否则，认为有效或可能有效。

使用抗骨质疏松药物影响拔牙和植牙吗？

抗骨质疏松药物主要有骨吸收抑制剂、骨形成促进剂和双重作用药物，这些药物可以有效增加骨密度，减少骨丢失，减少骨质疏松性骨折发生。骨吸收抑制剂有双膦酸盐类药物、RANKL 抑制剂（地舒单抗）、雌激素类药物、选择性雌激素受体调节剂、降钙素类药物等；骨形成促进剂，甲状旁腺激素类似物如特立帕肽、阿巴洛肽；双重作用药物硬骨抑素单克隆抗体（罗莫佐单抗）。其中骨吸收抑制剂如双膦酸类、地舒单抗在临床更常用，但是它们有引起下颌骨坏死的风险。双膦酸盐类药物、地舒单抗的药物相关性下颌骨坏死的发生风险与骨吸收抑制过强有关，多发生于高龄，合并感染性牙齿疾病，伴有微小创伤或刺激如拔牙、牙周治疗，使用糖皮质激素及吸烟等。与双膦酸盐类药物相比，地舒单抗相关下颌骨坏死的报道较少，可发生于高剂量时，且风险随用药疗程增加。

下颌骨坏死是因颌骨及周边组织循环障碍所致的颌骨部位骨质缺血、缺氧，而致骨质硬化、坏死等的颌骨疾病，其可能是药物相关骨髓炎发病的前驱表现。根据表现程度不同有不同分期，主要表现为患区肿胀、牙齿松动、疼痛与脱落，口腔黏膜、皮肤窦道形成，及颌骨暴露等。使用抗骨质疏松药物如双膦酸盐类药物、地舒单抗等，若需拔牙建议选择较小创伤技术，避免拔牙后比较大的陷窝与拔牙窝空虚或骨嵴暴露，拔牙创面需严密关闭，同时选用抗生素以避免细菌感染，包括预防性或治疗性全身和局部用抗生素。骨质疏松患者采用地舒单抗治疗 10 年，其颌骨坏死发生率为 0.052%，经过恰当的处理可全部治愈。双膦酸盐类药物若发生下颌骨坏死，经过药物（包括抗生素）、手术、臭氧治疗等可使治愈率达 80% 以上。若用药时间不足 3 年，进行口腔有创性操作颌骨坏死的发生风险也很低，目前较少见下颌骨坏死的报道；若用药时间超过 3 年，目前尚无推荐的窗口期而进行口腔有创性操作，若停药建议不超过 6 个月。对使用地舒单抗者，可将其注射 3 个月后作为一个窗口期，已进行口腔有创性操作者可推迟 1 个月注射。此外，为预防药物相关性颌骨坏死，计划口腔有创性操作前停用抗骨质疏松药物可能致骨密度下降、增加骨折的发生风险，故不可盲目停药，可在专科医生指导下进行药物调整。

骨质疏松性疼痛如何治疗？

骨质疏松，确实让不少患者感到困扰，尤其是那隐隐锥心的疼痛，而疼痛也是骨质疏松患者最常见的症状，一般表现为腰背痛或四肢及全身痛，夜间或负重时加重。当老年骨质疏松患者发生骨折时会表现为相应部位出现急性重度疼痛。如果发生胸腰段椎体压缩性骨折则可能出现胸腰骶部或臀部的疼痛，翻身时疼痛加重，严重时患者强迫体位，夜间无法睡眠，同时可伴有腹痛、腹胀、便秘、食欲下降等，严重影响患者日常生活。那么该如何缓解这种疼痛呢？

骨质疏松引起的疼痛主要是因为骨密度降低，骨头变得脆弱，

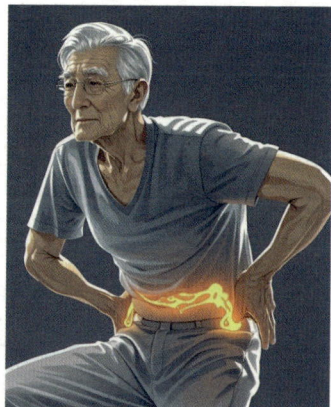

甚至可能出现微小的骨折。这就好比一座年久失修的老房子，墙壁上出现了细小的裂缝，风雨一来，就摇摇欲坠。因此，缓解疼痛的第一步，就是"加固房屋"，也就是通过药物治疗来增加骨密度，减少骨折的风险。除了双膦酸盐、地舒单抗、特立帕肽等抗骨质疏松药物以外，还有一种药物叫降钙素，既能抗骨质疏松又能镇痛，有鼻喷剂和注射制剂，可以用来缓解疼痛，但通常降钙素仅作为短期药物（建议连续使用时间不超过3个月）联合其他抗骨质疏松药物用于骨质疏松伴疼痛明显的患者。

除了积极治疗骨质疏松，坚持用药外，还应注意均衡膳食、加强营养、充足日照、规律运动、戒烟限酒、避免过量饮用咖啡及碳酸饮料、避免或减少使用影响骨代谢的药物、避免跌倒等。

接下来可以通过一些非药物的方法来缓解疼痛。比如，物理治疗，这就像是请来了一位"骨头按摩师"，通过热敷、冷敷、电疗等手段，帮助缓解疼痛。此外，适当的运动，比如散步、太极，这些低强度的运动，就像是给骨头做了一场温柔的瑜伽，既能增强骨骼，又能缓解疼痛。

当然也不能忽视日常生活中的小细节。比如，保持正确的姿势，避免长时间保持一个姿势不动，这就像是给骨头提供了一个舒适的"休息环境"。另外，饮食上要注意补充钙和维生素D，这就像是给骨头提供了充足的"建筑材料"。

最后，如果疼痛实在难以忍受，可以在医生的指导下使用一些止痛药物。但记住，这只是一时的"止痛贴"，真正的解决之道还在于长期的骨密度管理和生活方式的调整。

骨量减少需要治疗吗？

　　李阿姨1年前体检诊断为骨量减少，医生建议开始治疗，但是李阿姨觉得自己没有腰痛症状，就没有治疗。今年和老伴儿再次体检，老伴儿也被诊断为骨量减少，而李阿姨骨密度显示已经进展为骨质疏松了。医生语重心长地告诉她："骨量减少和骨质疏松症一样，都意味着骨代谢过程变得不平衡，骨丢失的速度超过骨生长的速度。骨量减少的患者骨丢失的程度虽然比骨质疏松症程度轻，但如果不进行干预，则有可能继续发展成骨质疏松症。更重要的是，骨量减少其骨折风险也是增高的，有些患者甚至在骨量减少阶段就发生了脆性骨折。因此，对骨量减少的患者一定要重视啊！"

　　李阿姨后悔不已，赶紧问目前的干预措施，可不能让老伴儿也发展为骨质疏松呀。

　　医生详细的讲解注意事项：一般来说，骨量减少阶段，需要生活方式干预以及药物干预。生活方式干预主要包括：

　　（1）增加日照　日照时间一般选择11：00~15：00，尽可能多暴露皮肤，晒5~30分钟，不能涂抹防晒霜，注意防止灼伤皮肤。加强营养，保持营养均衡，建议摄入富含钙，低盐及适量蛋白质饮食。

　　（2）规律运动　如负重运动及抗阻运动，行走慢跑，太极瑜伽等，需循序渐进，并且运动前建议咨询临床医生，进行相关评估。

　　需戒烟限酒，避免过量咖啡浓茶及碳酸饮料。

（3）**药物干预** 主要是基础治疗措施，包括钙及维生素 D 摄入，预防骨质疏松建议补充维生素 D，对日照不足者可每天补充 600~1000 IU 的普通维生素 D，元素钙建议每天 1000~1200mg，我国居民每日膳食含钙约 400mg，故每天需额外补充元素钙 600mg。

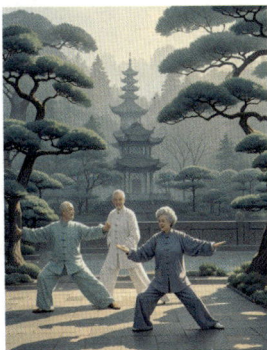

此外，骨量减少人群还需进行骨折风险预测工具（FRAX）评分，如果提示 10 年髋部骨折风险大于 3% 或者主要骨折风险大于 20%，提示存在骨折高风险，需要给予抗骨质疏松药物治疗。

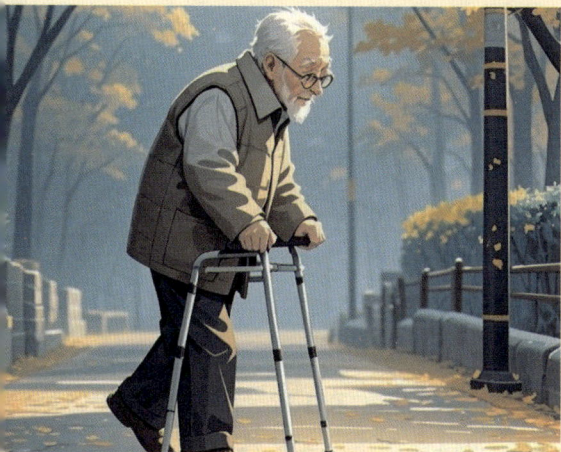

骨质疏松
性骨折篇

◎骨质疏松性骨折的危险因素是什么？

◎重视肌少症，预防骨质疏松性骨折的发生

◎出现什么症状要警惕骨质疏松性骨折？

◎如何预防骨质疏松性骨折（脆性骨折）？

◎如何防治骨质疏松治疗后再骨折？

◎……

骨质疏松性骨折的危险因素是什么？

　　骨质疏松性骨折就像是一场骨头的"意外事故"，而这场事故的背后，往往有一些"幕后黑手"在悄悄作祟。让我们一起来了解这些危险因素，以避免这场"骨头危机"吧！

　　（1）低骨密度——骨头的"脆弱警报"

　　骨密度是衡量骨头"结实程度"的重要指标。对于绝经后的骨质疏松症患者来说，骨密度每降低一个标准差，骨折风险就会增加1.5~2倍！这就像是骨头的"防御值"在下降，敌人（骨折）更容易攻破防线。研究发现，低骨密度可以解释约70%的骨折风险。换句话说，如果你的骨密度低，那么骨折的风险就会大大增加。所以，保护骨密度，就是保护骨头的"防御盾牌"！

　　（2）既往脆性骨折史——骨折的"恶性循环"

　　如果你曾经发生过脆性骨折（比如轻轻一摔就骨折了），那么你就要格外小心了！既往骨折史是再次骨折的"预警信号"，而且骨折次数越多，后续骨折的风险就越大。特别是初次骨折后的1~2年内，再骨折的风险会显著升高，这段时间被称为"迫在眉睫骨折风险期"。在这段时间里，再骨折的风险比普通人高1.7~4.3倍！虽然随着时间的推移，风险会逐渐下降，但始终比没有骨折史的人要高。

　　所以，骨折后一定要及时治疗，避免陷入"骨折—再骨折"

的恶性循环！

（3）跌倒——骨折的"导火索"

跌倒是骨折的独立危险因素，尤其是对老年人来说。我国老年人的跌倒发生率为 10.7%~20.6%，而跌倒后骨折的发生率约为 1/3。也就是说，每 3 个跌倒的老年人中，就有 1 个可能会骨折。

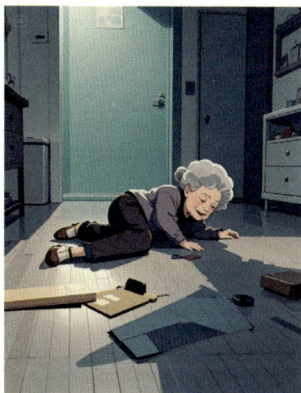

跌倒的危险因素可以分为两类：

● 环境因素：比如光线昏暗、路面湿滑、地面障碍物、地毯松动、卫生间没有扶手等。这些就像是生活中的"陷阱"，稍不注意就会中招。

● 自身因素：包括年龄增长、视力下降、感觉迟钝、缺乏运动、平衡能力差、步态异常、既往跌倒史、维生素 D 缺乏、营养不良、肌少症、神经肌肉疾病、心脏疾病、体位性低血压、抑郁症、精神和认知疾病，以及使用某些药物（如安眠药、抗癫痫药和精神疾病药物）等。这些因素会让身体变得"不稳"，更容易跌倒。

所以，预防跌倒，就是预防骨折的关键一步！

（4）其他危险因素——骨头的"隐形敌人"

除了低骨密度、既往骨折史和跌倒，还有一些其他危险因素也会增加骨折的风险：

● 糖皮质激素：长期使用糖皮质激素（比如泼尼松超过 3 个月）会显著增加骨折风险。

● 过量饮酒：酒精不仅伤肝，还会伤骨，是骨折的独立危险因素。

● 超重或体重过轻：体重过高会增加骨骼负担，而体重过轻则可能导致骨密度下降。

● 缺乏运动：久坐不动会让骨骼变得脆弱，就像长期不用的机器会生锈一样。

骨质疏松性骨折的危险因素就像是一张"风险地图"，低骨密度、既往骨折史、跌倒以及其他因素都是地图上的"危险标记"。骨头是身体的"支柱"，保护好它，才能让生活更加稳固和美好！让我们一起行动起来，远离骨质疏松性骨折的"危机"吧！

重视肌少症，预防骨质疏松性骨折的发生

肌少症和骨质疏松性骨折，听起来像是两个独立的健康问题，但它们其实是"狼狈为奸"的好搭档！一个负责削弱肌肉，一个负责"拆台"骨头，最终联手让我们的身体变得脆弱不堪。

肌少症，就是肌肉量减少、肌肉功能下降的一种状态。随着年龄增长肌肉就像"沙漏里的沙子"，悄悄流失，尤其是缺乏运动、营养不良或患有慢性疾病的人，流失速度更快。

● 表现：力量减弱、走路变慢、容

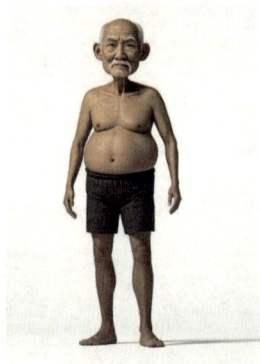

易疲劳，甚至拿个水杯都觉得费劲。

● 危害：肌肉不仅是力量的来源，还是保护骨骼的"天然护甲"。肌肉少了，身体稳定性下降，跌倒的风险大大增加。

骨质疏松性骨折，是指由于骨密度下降、骨头变脆，在轻微外力（比如打个喷嚏、弯腰捡东西）甚至没有外力的情况下发生的骨折。常见的部位包括髋部、脊柱和手腕。

● 表现：腰背疼痛、身高变矮、驼背，甚至轻轻一摔就骨折。

● 危害：骨折后活动受限，生活质量下降，严重时甚至危及生命。

肌少症 + 骨质疏松性骨折 = "双重打击"。肌少症和骨质疏松性骨折的关系，可以用一个简单的公式来形容：

肌肉减少 → 身体稳定性下降 → 跌倒风险增加 → 骨折风险增加。

（1）肌肉是骨头的"保镖" 强壮的肌肉不仅能支撑身体，还能在跌倒时起到缓冲作用，保护骨头不受伤害。

（2）肌肉减少，骨头"孤军奋战" 当肌肉流失，骨头失去了"保镖"，跌倒时更容易骨折。

（3）恶性循环 骨折后活动减少，肌肉进一步萎缩，骨量进一步流失，最终陷入"肌少症→骨折→更严重的肌少症"的恶性循环。

如何打破这个"恶性循环"？

既然肌少症和骨质疏松性骨折是"狼狈为奸"，那我们就要"双管齐下"，既要保护骨头，也要锻炼肌肉！

（1）对抗肌少症——练肌肉，增力量

● 抗阻力训练：举哑铃、弹力带训练、深蹲等，都是锻炼肌肉的好方法。

● 蛋白质摄入：肌肉的"建筑材料"是蛋白质，多吃鸡蛋、鱼、瘦肉、豆制品等富含蛋白质的食物。

● 维生素 D 补充：维生素 D 不仅能促进钙吸收，还对肌肉功能有保护作用。

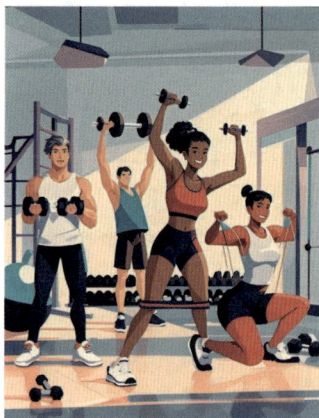

（2）预防骨质疏松——强骨骼，防骨折

● 补钙和维生素 D：牛奶、奶酪、绿叶蔬菜是钙的好来源，晒太阳可以帮助合成维生素 D。

● 负重运动：散步、慢跑、跳舞等运动可以刺激骨骼生长。

● 定期检查：绝经后女性和老年男性，建议定期检查骨密度。

（3）防跌倒：稳身体，保安全

● 改善家居环境：比如安装扶手、防滑垫，避免地面杂乱。

● 平衡训练：太极拳、瑜伽等运动可以提高身体平衡能力。

● 放慢动作：老年人活动时要慢一点，避免突然转身或弯腰。

总结：肌少症和骨质疏松性骨折联手"拆台"，我们就要联手"反击"！

肌少症和骨质疏松性骨折就像一对"难兄难弟"，一个"削弱"肌肉，一个"拆台"骨头，最终让身体变得脆弱不堪。但只要"双管齐下"——锻炼肌肉、强健骨骼、预防跌倒，就能打破这个恶性循环，让身体重新变得强壮有力！

所以，别再让肌少症和骨质疏松性骨折"狼狈为奸"了，从现在开始，动起来、吃得好、晒晒太阳，让肌肉和骨头都"硬气"起来吧！

出现什么症状要警惕骨质疏松性骨折？

骨质疏松被称为"沉默的杀手"，它的发生是静悄悄的，但它却可能是终结寿命的一把利剑，它不似外伤骨折般声势浩大，却可能因一声咳嗽、一次弯腰，甚至一个趔趄而骤然降临。如何及早发现骨质疏松的危险信号呢？其实骨质疏松很多时候是有一些蛛丝马迹的，若你发现身体发出以下"信号"，请警惕可能是骨骼在呼救。

1 身高在岁月中悄然"缩水"

若身高较年轻时缩短超过 3cm，或逐年"矮"去，这可能是椎体压缩性骨折的隐秘痕迹。骨骼如同被重力压垮的砖墙，椎体在无声中坍缩，化作背部的弧度——驼背（医学称"脊柱后凸"）。这不仅是姿态的衰老，更是骨骼密度流失的警报。

② 疼痛如影随形，却无迹可寻

莫名袭来的腰背酸痛，久坐后加剧，平卧时稍缓，需警惕椎体微骨折的可能。这类疼痛不似肌肉劳损般游走，而是扎根于脊柱深处，仿佛骨骼在负重中发出细密的"皲裂声"。

③ 脆弱的临界点：轻伤即"断"

正常骨骼能抵御冲击，疏松的骨骼却不堪一击，如同干枯的树枝，一折即断。跌倒时用手撑地后腕部剧痛？打喷嚏后肋骨刺痛？这些轻微外力下的骨折，是骨质疏松最直白的"呐喊"。

④ 牙齿松动，竟是骨骼的"倒影"

牙槽骨是全身骨密度的"晴雨表"。牙齿与骨骼本为同源，一损俱损。若未患牙周疾病却多颗牙齿松动，可能暗示颌骨骨量流失。

⑤ 平衡力衰退，跌倒风险攀升

肌力下降、步履蹒跚、易跌倒，不仅是衰老的表现，更与骨质疏松互为因果。骨骼脆弱者常因畏惧骨折而减少活动，肌肉进一步萎缩，陷入恶性循环。

科学视角：为何这些症状不容忽视？骨质疏松的本质是骨微结构退化、骨脆性增加。骨代谢如同"房屋不断拆建"的工程，当骨吸收速度远超骨形成，骨骼逐渐变成布满孔洞的"蜂窝煤"，直至不堪一击。上述症状背后，是骨密度（通过双能 X 线吸收法测定，T 值 ≤ −2.5 可确诊骨质疏松）的悄然滑坡，以及骨骼生物力学性能的崩溃。

如何预防骨质疏松性骨折（脆性骨折）？

　　李奶奶因为经常腰背疼痛住院了，做了检查张医生告诉李奶奶是骨质疏松了！看到同屋的病友张奶奶因为骨质疏松骨折卧床，李奶奶非常紧张，赶紧问张医生如何才能避免骨折卧床。

　　张医生说脆性骨折虽然可怕，但可防可治，别紧张！

　　张医生给病友们讲起：脆性骨折是骨质疏松症的严重后果，它是骨质疏松性骨折的另一种说法，是指受到轻微创伤即发生的骨折，相当于从站立高度或更低的高度跌倒，是老年患者致残和致死的主要原因之一，发生髋部骨折后 1 年内，20% 患者可能死于各种并发症；约 50% 患者致残，生活质量明显下降。如果已经出现了骨质疏松，应如何预防脆性骨折呢？首先应该到骨质疏松专科去就诊，请专科医生评估骨折风险、制定骨质疏松治疗方案，骨骼强壮是维持人体健康的关键，骨质疏松症的防治应贯穿于生命全过程。

　　除了抗骨质疏松治疗外，还要采取积极的措施预防跌倒骨折等。跌倒的危险因素包括环境因素和自身因素等。首先要注意改善环境因素，包括改善光线昏暗、路面湿滑、地面障碍物、地毯松动、卫生间未安装扶手等情况。比如老年人居住的房间，灯的开关尽量在床头，先开灯再下床，经常检查家庭地面、地毯，清除易绊倒的因素。自身因素包括老年、视力下降、感觉迟钝、缺乏运动、平衡能力差、步态异常、既往跌倒史、维生素 D 缺乏或不足、营养不良、肌少症、神经肌肉疾病、心脏疾病、体位性低血压、抑郁症、精神和认知疾患，以及使用某些药物（如安眠药、抗癫痫药和治疗精神疾病药物）等。因此，应避免上述情况发生或积极改善上述状况。

关于自身因素，虽然没有办法阻止年龄的增长，但可以努力改善其他因素。视力的改善相对简单，一般来说佩戴眼镜可以很好地改善老花眼。感觉迟钝、缺乏运动、平衡能力差、步态异常这些方面的改善首先应进行规律运动，尤其是增强骨骼强度的负重运动，这里所说的负重运动不是专业运动员要求的负重，而是适合老年人的负重运动，例如散步、慢跑、太极、瑜伽、跳舞和打乒乓球等活动，其他增强肌肉功能的运动和抵抗性运动对于维持身体平衡非常有益，因此也可以在体能专业人员的指导下进行增加肌肉功能的运动，包括重量训练和其他抵抗性运动，一定要循序渐进。有部分老年人可能存在肌少症，是指因持续骨骼肌量流失、强度和功能下降而引起的综合征，患有肌少症的老年人站立困难、步履缓慢、容易跌倒骨折，肌少症的防治需要补充蔬菜水果、蛋白质和身体所需的维生素；据自身条件可以做些增加肌肉的有效锻炼，比如说做简单的锻炼，在家中拿两瓶矿泉水锻炼，循序渐进增加难度；也可以选择蹬自行车、游泳等运动锻炼。如果有基础病，比如糖尿病、脑梗死，要积极预防再发脑梗、积极治疗糖尿病。维生素 D 缺乏是骨质疏松症的危险因素之一，也是跌倒的风险因素，维生素 D 可以帮助我们保持肌力、改善平衡能力和降低跌倒风险，对于维生素 D 的补充，首先建议接受充足的阳光照射，本书前文提到维生素 D 的来源，大家可以参考。对于维生素 D 缺乏或不足者，应给予维生素 D 补充剂。如果存在肠道吸收不良或不能按时口服的人群，可使用维生素 D 肌内注射制剂。

综上，预防脆性骨折要从预防骨质疏松症做起，如果已经发生骨质疏松症，要坚持抗骨质疏松治疗，同时要避免跌倒，减少或清除跌倒的危险因素。

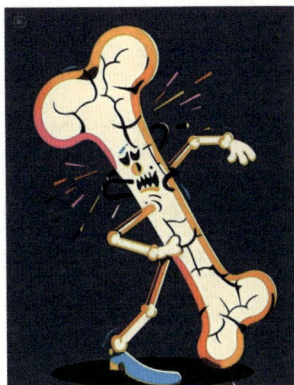

如何防治骨质疏松治疗后再骨折？

骨折是骨质疏松症患者最担心的"意外事件"，抗骨质疏松治疗的最终目标就是降低骨折风险。这就像是一场"骨头保卫战"，我们的任务是让骨骼变得更坚固，抵御外界的"攻击"。在药物研发的Ⅲ期临床试验中，骨折风险降低是评价药物疗效的主要指标。换句话说，抗骨质疏松药物的"考试成绩"好不好，就看它能不能减少骨折的发生。

但部分已经应用抗骨质疏松药物的人仍然会出现骨折，这是什么原因呢？其实新发骨折并不意味着治疗失败，而是提醒我们需要更全面地评估病情和选择有效的治疗。

1 骨折的原因：复杂得像"侦探小说"

　　骨折的发生并不是单一因素导致的，而是多种因素共同作用的结果。既有骨骼本身的因素（比如骨密度低、骨质量差），也有骨外因素（比如跌倒、外力撞击等）。所以，不能简单地把骨折和治疗失败画等号。这就像破案一样，需要全面评估各种线索，才能找到真正的"凶手"。

2 新发骨折：敲响"警钟"，但不是"终场哨"

　　如果在治疗过程中发生了新的骨折（比如髋部、椎体或前臂骨折），这意味着相同部位或其他部位再发骨折的风险会明显升高。但这并不意味着治疗失败了，而是提醒我们需要更加警惕。

　　目前的抗骨质疏松药物虽然不能完全消除骨折风险，但可以降低40%~70%的风险。不过，这种效果通常需要较长时间才能显现，就像种树一样，需要耐心等待它生根发芽。所以，不能因为一次骨折就否定治疗的效果。

3 治疗的意义：即使骨折，也要坚持。

　　无论是否发生骨折，绝大部分患者都能从抗骨质疏松治疗中获益。对于治疗过程中出现骨丢失的患者，如果不治疗，骨量可能会进一步丢失；对于已经发生新发骨折的患者，如果不治疗，可能会更早或更频繁地发生再次骨折。

　　所以，即使新发骨折，也不应该轻易放弃治疗，而是要先"排查原因"。

4 药物依从性：患者是否按时用药？

5 继发性骨丢失因素：是否有其他疾病或药物导致骨量丢失？

6 其他影响因素：比如跌倒、营养不良等。

只有在排除这些因素后，才考虑调整治疗方案。

总结：骨折不是终点，而是新的起点。

新发骨折就像是骨质疏松症治疗路上的一个"路标"，提醒我们需要更加关注骨骼健康。它并不意味着治疗失败，而是需要重新审视治疗策略，优化治疗方案。记住，抗骨质疏松治疗是一场"持久战"，需要耐心和坚持。即使发生了骨折，也不要灰心，因为治疗的意义在于降低未来的风险，让骨头变得更坚强！

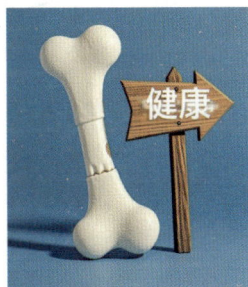

骨质疏松性骨折后的注意事项有哪些？

骨质疏松性骨折后的骨头好比酥皮点心，术后要防"二次

掉渣":

1 术后急性期（0-6周）:"静养不静止"

（1）疼痛管理

- 阶梯止痛：非甾体药（布洛芬）→弱阿片类（曲马多）→贴剂（氟比洛芬酯）。
- 警惕误区：盲目忍痛会限制康复训练，加重骨质疏松。

（2）伤口护理

- 脊柱/髋部术后：定期，观察渗液（警惕感染征象）。
- 肢体骨折：抬高患肢防肿胀，警惕"石膏内异常疼痛"（可能是肢体局部被石膏压迫坏死）。

（3）早期活动

- 卧床期：踝泵运动（每小时10次，防血栓）+腹式呼吸训练。
- 离床期：助行器辅助行走（髋部骨折术后3天即可尝试）。

2 药物治疗:"堵漏+加固"双管齐下

术后黄金72小时：骨折稳定后立即启动抗骨质疏松治疗。

（1）基础治疗

- 钙剂+活性维生素D，术后1个月复查血钙，防止高钙血症。

（2）抗骨质疏松药物

- 双膦酸盐、地舒单抗、特立帕肽等，由专科医生根据实际病情选取用药。

3 营养重建："钢筋水泥"科学配比

（1）钙摄入

- 优选食补：每天 500ml 脱脂牛奶 +100g 北豆腐（≈ 600mg 钙）。
- 钙剂选择：碳酸钙（随餐服用）、枸橼酸钙（胃酸缺乏者适用）。

（2）蛋白质补充

- 术后需求：≥ 1.5g/kg/d（体重 60kg 的老年患者术后需每日补充至少 90g）。
- 黄金组合：早餐鸡蛋 + 午晚餐各 100g 鱼 / 鸡胸肉。

（3）维生素 K_2 助攻

- 作用：引导钙沉积到骨骼而非血管。
- 食补：纳豆（每日 50g）、奶酪（选低脂款）。

4 康复训练、防跌倒

具体详见"如何预防骨质疏松性骨折"章节及下一章节。

5 长期监测："骨量银行"年检

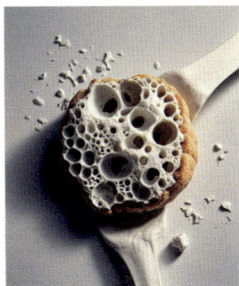

- 每 3 个月查：血钙磷、碱性磷酸酶、25- 羟维生素 D。

- 每 1 年查：DXA 骨密度（重点关注髋部及椎体）。
- 每 2 年查：脊柱 X 线侧位片（筛查新发椎体骨折）。

特别提醒：发生过骨质疏松性骨折的患者，二次骨折风险是常人 3~5 倍！术后规范治疗＋科学康复，才能让"脆骨"变"钢骨"。记住：骨头是"用进废退"，越早动、越会动，恢复越好！

如何防止跌倒、预防骨折？

跌倒是骨质疏松症患者髋部和前臂骨折的必要条件，如果不发生摔倒，可能就不会发生这类骨折。脊柱骨折常常是非创伤性的，是在日常生活中自发发生的。随着年龄的增加，摔倒发生的频率上升。老年人摔倒一半是与器官功能失调有关，如调节姿势，改变步态能力差，肌力减弱和视力下降等。有下肢功能障碍和神经系统功能障碍者摔倒的可能性更大。每次摔跤都有可能造成髋部创伤和骨折的危险。75% 的跌倒发生在自己的家中，尤其是浴室和厨房等地方，由于有高低的障碍加上潮湿的地板，对老年人的居家安全更是危险重重。

为了预防跌倒应该治疗自身疾病（如高血压、高血糖、脑卒中和肌少症等）；药物干预、补充维生素 D 等，提高肌力以及平衡能力；适当进行体育锻炼；改善外界环境，如使地面防滑，增加扶手和减少障碍物等；进行专业的平衡测试和运动能力测试。下面是可以采取的几种措施：

合理锻炼：运动可以改善机体敏捷性、姿势，提高力量和平衡性等，降低跌倒风险。运动还有助于增加骨密度。适合骨质疏松患者的运动包括负重运动等，推荐规律的负重和肌肉力量练习，可以降低跌倒和骨折风险。肌肉力量练习包括重量训练、行走、慢跑、太极拳和舞蹈等。根据自身情况选择合适的健身方法，如散步、太极拳等。运动前先热身，运动中穿插休息，运动强度要循序渐进。

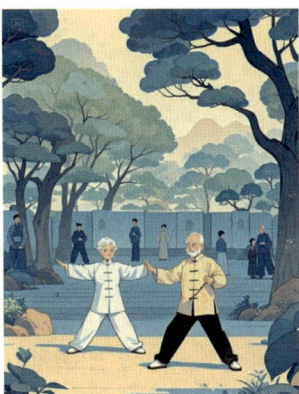

合理用药：遵医嘱用药，不随意停药或增减药量。服药后不要急于起身，动作宜缓慢。

使用辅助工具：随身携带拐杖或助行器，选择长度适宜、顶部面积较大的拐杖。有听力障碍的人应佩戴好助听器，视力不佳的人应戴眼镜或在陪伴下行走。

确保环境安全：家里保持光线明亮，通道宽敞，有棱角的家具应做好安全防护。及时清理不必要和不安全的杂物，加强地面防滑措施。

增强营养：适量摄入蛋白质和维生素 D，经常晒太阳，防止骨质疏松。

定期视力和听力检查：及时更换合适的眼镜或助听器，以保持良好的视力和听力。

家人支持：子女应主动关注老年人跌倒问题，帮助老年人评判其跌倒的风险，建立预防跌倒的良好行为习惯。

通过上述措施，可以有效降低跌倒的风险，特别是对于老年人来说，这些措施可以帮助他们更安全地生活。

骨质疏松患者生活中的安全注意事项

骨质疏松患者因骨密度降低、骨脆性增加，轻微碰撞或跌倒即可引发骨折（如髋部、脊柱、手腕等部位），因此生活中的安全防护至关重要。以下从防跌倒、饮食、运动、居家环境、日常习惯等多方面给出专业建议：

1 防跌倒：骨折的"第一道防线"

（1）居家环境改造　地面防滑、保证光线充足、安装扶手、家具固定等，具体见上篇。

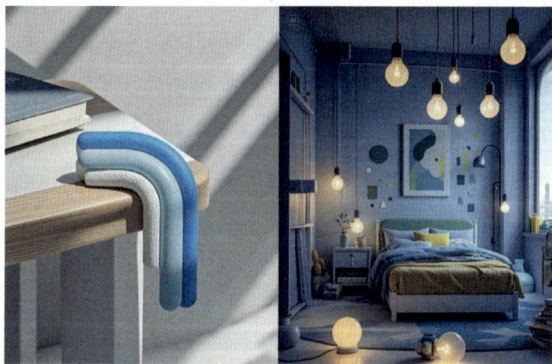

（2）日常行动安全

- 动作缓慢：起床、站立时先坐稳再起身，避免突然改变体位导致头晕跌倒。

- 穿防滑鞋：选择鞋底防滑、支撑性好的平底鞋，避免穿拖鞋或高跟鞋。
- 使用助行器：平衡能力差者可借助拐杖、助行器辅助行走。

（3）**户外活动注意** 避开湿滑、不平路面；冬季注意防冰雪滑倒。

② 饮食管理：为骨骼"存钱"

高钙饮食、补充维生素D、避免食物过咸、限制咖啡/茶/酒精摄入量。

③ 科学运动：强肌健骨，防骨折

- 推荐有氧运动：散步、游泳、太极（增强心肺功能和平衡力）；抗阻训练：弹力带、轻哑铃（增强肌肉力量，保护骨骼）；平衡训练：单腿站立、脚跟行走（降低跌倒风险）。
- 避免高风险动作：跳跃、快速扭转、弯腰搬重物、久坐久站。
- 运动原则：循序渐进：从低强度开始，逐步增加难度；量力而行：运动中若出现疼痛、头晕，立即停止。

④ 日常习惯：细节决定安全

（1）**正确姿势**

- 搬物姿势：蹲下用腿部力量起身，避免弯腰提重物。

197

● 坐姿：背部挺直，避免驼背；椅子高度以双脚平放地面为宜。

（2）避免危险行为

● 不要爬高取物（如踩凳子拿高处物品）。

● 避免剧烈咳嗽、打喷嚏时突然弯腰。

（3）定期检查 每年1次骨密度（DXA）检测，监测骨质变化。定期复查血钙、血磷、维生素D水平，调整治疗方案。

⑤ 医疗管理：用药与治疗

● 药物依从性：遵医嘱应用抗骨质疏松药物（如双膦酸盐、地舒单抗等），不可随意停药。

● 疼痛管理：若出现骨痛，避免自行服用非甾体抗炎药（可能加重骨质疏松），及时就医。

● 警惕骨折信号：突发剧烈背痛、身高缩短、驼背可能是椎体骨折，需立即就医。

⑥ 心理与社交：健康心态护骨骼

● 保持积极心态：参与社交活动（如老年大学、社区兴趣班），减少焦虑抑郁情绪。

● 家人支持：协助监督用药、饮食及运动计划，共同营造安全居家环境。

总结： 骨质疏松患者的安全防护需"内外兼修"：内修：通过高钙饮食、规律运动、药物干预增强骨密度。外防：改造居家环境、预防跌倒、纠正危险动作。细节：从穿衣、行走到坐卧，每个生活细节都关乎骨骼安全。记住：骨质疏松可防可控，科学管理能让患者"骨气十足"，远离骨折风险，享受高质量生活！

骨质疏松性骨折后多久能运动？

　　骨质疏松性骨折患者的康复治疗既要遵循一般骨折的康复规律，又要考虑到患者骨质量差和骨折愈合缓慢的特点。应依据患者的年龄、骨折部位、骨折类型、治疗方式、骨质疏松症严重程度、全身状况等尽早指导患者进行个性化的康复锻炼，目的是促进骨折愈合、防止骨量丢失，提高骨折远期疗效、降低再骨折风险，使患者重新获得骨折发生前所享有的活动能力和独立性。

1 何时开始运动？

　　术后第 1 天就能在医生指导下开始轻微活动。早期活动能加速恢复、预防并发症，但要根据年龄、骨折位置、手术方式等制定个人计划。

2 运动原则

　　记住 5 句话：

- 练哪强哪：比如背肌强化运动可以增进腰椎骨质，而跳跃运动则有助于增强下肢股骨的骨质密度，不能靠单一动作强全身。
- 循序渐进：从低强度开始，逐渐增加运动时间和强度。

- 贵在坚持：要维持好良好的运动习惯，一旦停练，骨质收益会逐渐消失。

- 底子越差越要动：骨量越低的人，运动改善效果越明显。

- 半年见效：运动所带来促进骨质密度的效果在前 5~6 个月效果最显著，之后进步的情况则会趋缓。持续运动才可以维持骨质最佳状态。

③ 不同部位骨折如何动?

（1）椎体 / 髋部骨折

- 在医护人员的指导下尽早坐起和站起，以缩短卧床时间，减少卧床相关并发症的发生。

- 椎体骨折成形术后 12h，患者在支具保护下可尝试坐起，24h 后可尝试站立，腰背部肌肉力量训练和平衡训练有助于加速康复。

- 髋部骨折术后宜循序渐进地进行主动和被动功能锻炼，尤其是患肢主动活动。采用髓内固定或关节置换治疗的患者，术后可尽早尝试患肢部分负重；采用锁定钢板等髓外固定治疗的患者，患肢下地负重时间需适当推迟。关节置换术后早期应根据手术入路适当限制关节活动范围。

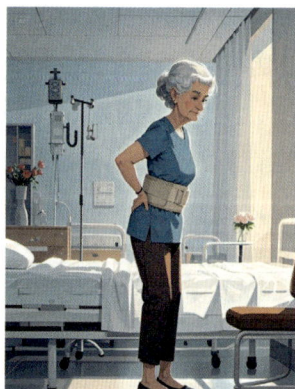

（2）手腕骨折

- 内固定术后或拆除外固定后，应重视关节活动度、肌肉力量等康复训练，拆固定后重点练手指活动（防僵硬、水肿），逐步恢复握力。

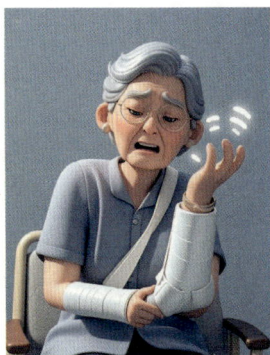

（3）肩膀骨折

- 先让他人帮忙活动关节，疼痛减轻后自己练力量。

⚠ **关键提醒**

- 所有动作需医生评估后开展，佩戴护具更安全。
- 坚持锻炼＋补钙及维生素 D＋防跌倒，才能长效防再骨折。

总结：早动、巧动、坚持动！科学康复既能加速愈合，又能强骨防复发。

骨折手术后还需要抗骨质疏松药物治疗吗？

隔壁的王阿姨刚在骨科病房熬过髋部骨折手术，今天正缠着护士要出院。我特意过去探望时，发现她床头摆着维生素 D 胶囊，却把抗骨质疏松药片往抽屉里塞。"王阿姨，您这药可不能停啊！"我赶紧拦住她。

这个场景太常见了——很多老年人觉得骨折治好了就万事大

吉，殊不知这才是骨骼保卫战的开始。让我用王阿姨的故事，带大家认识骨折后必须面对的"隐形敌人"。

① 骨折不是终点而是警报

您知道吗？65 岁以上老年人髋部骨折后：1 年内死亡率达 20%~30%，50% 会失去独立生活能力，再次骨折风险是常人的 5 倍！

王阿姨这种情况特别典型。她做完手术虽然骨头接上了，但骨质疏松这个"罪魁祸首"还在作祟。就像房子地基不稳，修好一面墙不等于整栋楼安全。数据显示，我国髋部骨折患者中，仅 12% 接受规范抗骨质疏松治疗，88% 在术后 2 年内再次出现骨相关事件。

② 术后 2 年是黄金修复期

我们把骨折后的前两年称作"骨重建关键期"。这段时间身体就像在抢修大桥：①前 3 个月：破骨细胞疯狂拆除旧骨；②3~12 个月：成骨细胞争分夺秒重建；③1~2 年：骨骼进入质量验收阶段。

如果这时候不补足建筑材料（钙质）和施工工人（成骨细胞活性），修出来的骨头就像"豆腐渣工程"。

③ 全国医生的共同呼吁

目前我国骨质疏松防治存在三大"漏网之鱼"：①仅 4.3% 髋部骨折患者术前做过骨密度检查；②术后规范用药率不足 20%；③多学科协作诊疗模式尚未普及。

"骨折后联合管理团队"（FLS）模式已取得显著成效：

在美国实施后髋部骨折发生率下降 38%，英国患者再骨折风险降低 50%，德国患者平均住院日缩短 4 天。

我国正在推动这种"骨科 + 内分泌科 + 康复科"的多学科管理模式。就像给老年人配备"健康管家"，从术前评估到术后随访全程护航，确保每个环节都不掉链子。

骨质疏松症的康复治疗有哪些?

骨质疏松症是一种以骨量减少、骨微结构破坏为特征的疾病，容易导致骨折。虽然骨质疏松不可逆，但通过科学的康复治疗，可以有效改善骨密度、增强肌肉力量、降低骨折风险，并提高生活质量。以下是骨质疏松康复治疗的详细方案:

1 运动疗法: 强肌健骨，防骨折

- 有氧运动: 增强心肺功能，改善血液循环，促进骨代谢。推荐运动: 慢跑、快走、游泳（低冲击性，保护关节）; 太极、五禽戏、八段锦（改善平衡和协调性）; 频率: 每周 3~5 次，每次 30 分钟。

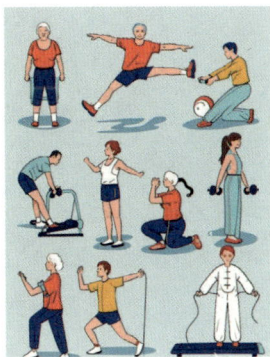

- 抗阻运动: 增强肌肉力量，保护骨骼，改善骨密度。推荐运动: 举重（轻哑铃）、弹力带训练、下

蹲、俯卧撑。频率：每周2~3次，每次20~30分钟。

- 冲击性运动：通过适度冲击刺激骨形成，增加骨密度。推荐运动：跳绳、体操（适合骨量较低但无骨折风险的患者）。注意事项：避免高强度跳跃，量力而行。

- 平衡训练：提高平衡能力，降低跌倒风险。推荐运动：单脚站立、脚跟行走、太极。频率：每天练习10~15分钟。

② 物理因子治疗：缓解疼痛，促进修复

（1）电疗

- 经皮神经电刺激（TENS）：缓解骨质疏松引起的慢性疼痛。

- 中频脉冲电疗：改善局部血液循环，减轻肌肉酸痛。

（2）热疗

短波、超短波，通过热效应缓解关节疼痛和僵硬。

（3）针灸

通过刺激穴位，缓解疼痛，促进神经修复和肌肉功能恢复。

③ 作业疗法：改善功能，预防跌倒

- 平衡训练：单脚站立、平衡板训练，提高身体稳定性。

- 姿势训练：学习正确的坐姿、站姿和行走姿势，减轻骨骼和关节压力。

- 日常生活能力训练：模拟日常活动（如穿衣、洗漱、做饭），提高自理能力。

4 康复器具应用：辅助行动，降低风险

- 拐杖、助行器：为行动不便或平衡能力差的患者提供支撑，减少跌倒风险。
- 髋部保护器：穿戴于髋部，跌倒时可缓冲冲击力，降低髋部骨折风险。
- 腰围、护膝：为腰椎或膝关节提供支撑，减轻疼痛。

5 康复治疗的关键

- 个体化方案：根据年龄、骨密度、骨折风险制定适合的运动和治疗计划。
- 循序渐进：从低强度开始，逐步增加运动量和难度。
- 长期坚持：康复治疗是一个长期过程，需要患者持之以恒。
- 多学科协作：医生、康复治疗师、家属共同支持，确保治疗效果。

总结：骨质疏松的康复治疗是一个综合性的过程，包括运动疗法、物理疗法、作业疗法和康复器具应用。通过科学的康复计划，患者可以改善骨密度、增强肌肉力量、降低骨折风险，并重拾健康活力。重要的是，患者需在医生和康复治疗师的指导下，制定适合自己的方案，并坚持执行。骨质疏松虽不可逆，但通过积极康复，依然可以享受高质量的晚年生活！

骨质疏松性骨折后如何康复训练?

骨质疏松性骨折（如腰椎、髋部或手腕骨折）后，康复训练的核心目标是：恢复功能、增强肌力、预防再次骨折。康复需遵循"循序渐进、个体化、安全第一"的原则，腕部骨折后需局部制动、根据骨折愈合情况逐渐训练腕部灵活度及力量，而腰椎骨折、髋部骨折具体分为以下三个阶段：

1 康复早期（骨折后 1-4 周）：卧床期训练

骨折稳定但需卧床的患者，目的：预防并发症（如血栓、肺炎），维持关节活动度，减轻疼痛。

- 踝泵运动：平躺，缓慢勾脚尖（像踩油门）再绷脚尖（像芭蕾舞者），重复 10 次，每天 3 组。作用：促进下肢血液循环，预防深静脉血栓。

- 直腿抬高训练：平躺，伸直一条腿，缓慢抬高至 30 度（约一个枕头高度），保持 5 秒后放下，左右交替。作用：防止腿部肌肉萎缩，增强股四头肌力量。

- 呼吸训练：深吸气时鼓起腹部，缓慢呼气时收缩腹部，每天练习 5 分钟，并勤翻身叩背。预防卧床导致的肺部感染。

② 康复中期（骨折后 4-8 周）：逐步恢复活动

目的：增强核心肌群力量，恢复坐立和站立能力，减轻腰部压力。

- 桥式运动：平躺屈膝，双脚踩床，收紧臀部抬起骨盆至与躯干平直，保持 5 秒后放下。每天 10 次，2 组。作用：强化臀肌和腰背肌，保护脊柱稳定性。
- 坐起训练：从平躺过渡到坐位，需家人或治疗师辅助，避免腰部突然用力。技巧：先侧身，用手臂支撑缓慢坐起。
- 轻度腰部活动：坐位，双手抱胸，缓慢向左右轻微扭转上半身（幅度不超过 30 度）。注意：疼痛明显时暂停，避免加重损伤。

③ 康复后期（骨折 8 周后）：行走与功能恢复

目的：恢复行走能力，增强平衡和协调性，回归日常生活。

- 助行器行走：使用助行器辅助，从短距离（如床边到门口）开始，逐步增加至每天 20~30 分钟。注意：行走时挺胸收腹，避免驼背或身体前倾。

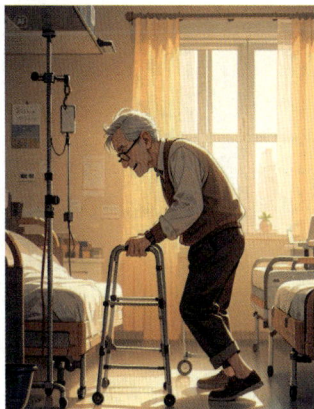

- 单脚站立训练：双手扶稳椅背，单脚站立

10 秒，左右交替，每天 5 组。作用：增强平衡能力，降低跌倒风险。

- 脚跟脚尖行走：沿直线行走，先脚跟后脚尖着地，每天练习 5 分钟。作用：改善步态协调性，强化小腿肌肉。

④ 贯穿全程的注意事项

- 疼痛管理：训练中出现疼痛（评分 ≥ 4/10）需暂停，及时咨询医生。可配合热敷或低频电疗（如 TENS）缓解疼痛。

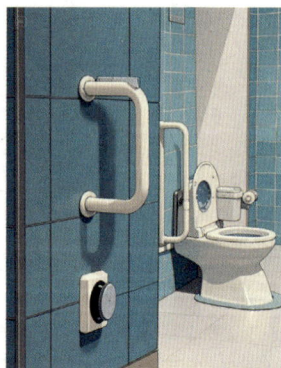

- 防跌倒措施：穿防滑鞋，居家安装扶手，避免地面湿滑。避免提重物、突然弯腰或快速转身。

- 营养支持：每日补充钙（1000~1200mg）和维生素 D（800~1000 IU），多喝牛奶、吃深绿色蔬菜、豆制品。蛋白质摄入充足（≥ 1.5g/kg 体重），如鸡蛋、鱼肉、豆腐。

- 心理支持：参与康复小组，与病友交流经验，减轻焦虑。家人鼓励患者逐步恢复兴趣爱好（如广场舞、园艺）。

总结：骨质疏松骨折后的康复需"三分治，七分练"。

科学训练：从卧床期到行走期逐步进阶，强化肌肉与平衡。

安全第一：防跌倒、控疼痛、保营养。

身心兼顾：身体康复与心理支持并重。

记住：康复没有捷径，但坚持必有回报！在医生和康复治疗师的指导下，大多数患者可恢复生活自理能力，甚至重返社交活动。骨质疏松虽"隐形"，但康复的力量可以"看得见"！

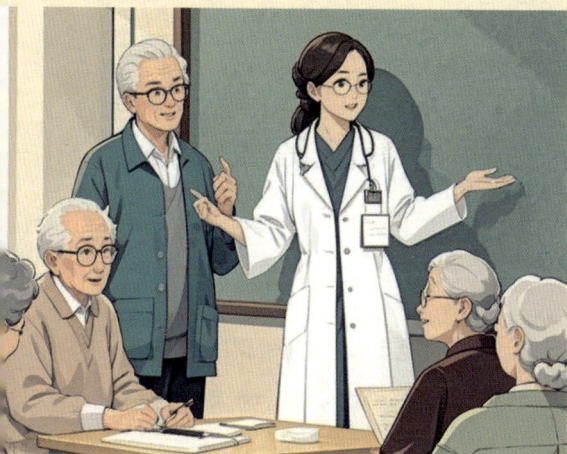

误区篇

◎ 腰腿疼痛就是骨质疏松吗？

◎ 腰腿不疼就没有骨质疏松吗？

◎ 骨质疏松就是"缺钙"吗？

◎ 骨质疏松补钙就可以了吗？

◎ 喝骨头汤能补钙吗？

◎ 骨质疏松症不治疗没关系吗？

◎ ……

腰腿疼痛就是骨质疏松吗？

　　隔壁张大爷这两天疼得睡不着觉：膝盖像灌了铅，双手关节咔咔响，腰也直不起来。他第一反应是"肯定是骨质疏松"，结果到医院一查，问题出在关节上！今天就带大家认识这个"疼痛迷魂阵"。

1 骨骼疼痛的"嫌疑犯名单"

　　骨头就像精密仪器，出问题可能有多种原因：

- 关节老化：就像"汽车零件磨损"，膝关节、手指关节最常见。
- 脊椎"卡壳"：椎间盘突出就像"公交车卡隧道"，压到神经会腰腿疼。
- 免疫系统作乱：类风湿性关节炎会让关节肿得像馒头。
- 骨头生病：甲状旁腺功能亢进症会让骨头像被虫蛀，Paget 病让骨头变形。
- 恶性肿瘤：肺癌、前列腺癌最爱"偷袭"骨头（占骨痛原因 15%）。
- 罕见病：成骨不全症让骨头像玻璃般脆弱。

2 骨质疏松疼痛有"专属特征"

　　真正的骨质疏松疼痛有三大特点：

- 温柔杀手：多数是隐隐作痛。
- 无固定目标：全身到处都可能疼，但找不到具体痛点。
- 时间密码：晚上加重（特别是后半夜）。

3 别让误会耽误病情

65 岁的刘奶奶就是典型例子：她因为全身酸痛一直补钙，结果半年后查出肺癌骨转移。医生惋惜地说："要是早点做检查，可能还有机会……"。

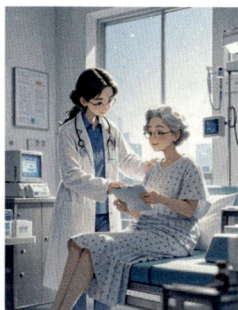

4 聪明就医四步曲

- 疼痛日记：记下疼痛时间、部位、诱因（比如运动后加重）。
- 基础检查：血钙、血磷、碱性磷酸酶、甲状旁腺激素、25-羟维生素 D、肝肾功能必须查。
- 影像侦查：双能 X 线测骨密度。
- 专科会诊：内分泌科、骨科、风湿科等科室联合诊断。

5 重点人群红黄牌警告

出现这些情况必须立刻就医：

- 突然剧烈疼痛（警惕骨折 / 肿瘤）。
- 夜间痛醒（肿瘤骨转移信号）。
- 血钙异常升高（警惕甲状旁腺功能亢进症）。

最后提醒大家：骨头疼不是"老年专利"，30 岁起就要警惕！就像定期给汽车做保养，人到一定年龄需定期筛查骨密度。40 岁后建议 2~3 年做 1 次骨密度检查，50 岁后建议每年做 1 次骨密度检查。别让错误的认知，耽误了正确的治疗时机！

腰腿不疼就没有骨质疏松吗？

隔壁张阿姨的经历真是让人揪心——她退休后天天跳广场舞，腰腿灵活得跟年轻人似的。结果去年体检发现腰椎骨密度低，全家人都惊掉了下巴："这怎么可能？她平时连爬楼梯都不费劲啊！"

1 骨骼也会"静悄悄"变老

骨头就像一座"骨骼银行"，年轻时存进去的"骨量"就是本金。女性绝经后，雌激素这个"存款经理"突然下岗，骨量开始以每年 3%~5% 的速度疯狂流失。可怕的是，这个过程就像冰川消融一样悄无声息：

- 无症状阶段：前 3~5 年可能毫无察觉。
- 疼痛来临：等到骨头被蛀出"空洞"才会腰酸背痛。
- 严重后果：轻微跌倒就可能引发致命骨折。

数据显示，我国 50 岁以上女性中：一半人存在骨量减少，每 3 人中就有 1 人患骨质疏松症，但 80% 的患者确诊时已经出现骨折。

2 这些信号别忽视

很多老年人误以为"不疼不痒等于没毛病"，其实以下情况更要警惕：

- 身高缩短：比年轻时身高缩短超过 3cm，或每年变矮超过 2cm。
- 裤子变长：可能是脊椎压缩变形。
- 牙齿松动：牙槽骨萎缩也可能是骨质疏松信号。
- 提重物费劲：握力下降超过 10% 需警惕。

3 哪些人需要定期查骨密度？

记住这张"高危人群清单"：

- 年龄：40 岁以上（尤其是女性）。
- 更年期女性：雌激素水平骤降是最大原因。
- 慢性病患者：糖尿病、甲亢、长期用糖皮质激素的患者。
- 家族遗传：父母有脆性骨折史者要当心。

4 筛查骨密度有讲究

现在有三种快捷检查方式：

- 双能 X 线（DXA）检查：黄金标准，辐射量＜拍胸部 X 线片的 1/10。
- 超声骨密度仪：像量血压一样简单，适合初步筛查。
- 居家自测：智能体脂秤也能监测骨量变化。

建议：40 岁以上 2~3 年做 1 次基础筛查，绝经后女性每年检查 1 次，高危人群每年检查 1 次。

⑤ 预防比治疗更重要

记住这套"骨骼保卫操"：

- 营养组合拳：每天喝 250~500ml 牛奶 + 晒太阳 15~30 分钟。

- 抗阻训练：靠墙深蹲、举矿泉水瓶练肌肉。

- 预防跌倒：浴室装扶手、穿防滑拖鞋。

- 药物干预：绝经后女性建议尽早补充钙剂 + 维生素 D。

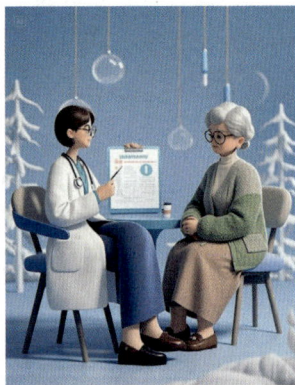

最后提醒大家：骨质疏松不是老年人的"专利"，30 岁起就要开始"存骨量"。就像存钱一样，年轻时多存点，年老时就不用为骨质疏松这个"债主"发愁啦！

🦴 骨质疏松就是"缺钙"吗？

很多老百姓都觉得骨质疏松就是"缺钙"，补点钙就好了，其实不然，"骨质疏松就是缺钙"这个说法并不完全正确，虽然缺钙是骨质疏松的一个重要原因，但它并不是唯一的原因。

钙是构成骨骼的主要成分之一，像钢筋水泥结构的房子的水泥一样，如果长期缺钙，骨骼就会变得脆弱，容易发生骨质疏松。

但是骨质疏松还有其他的"帮凶"，比如维生素 D 不足，维生素 D 帮助身体吸收钙，缺乏它，即使补钙也难以吸收。另外随着年龄增长骨量自然流失，骨质疏松风险增加。女性绝经后雌激素水平的下降会加速骨流失，增加骨质疏松。另外缺乏运动、吸烟、酗酒、过量饮用咖啡等不良生活习惯都会影响骨骼健康，增加骨质疏松风险。包括一些特定的疾病，比如甲亢、类风湿性关节炎，以及长期使用糖皮质激素类药物都可以导致骨质疏松。

所以说骨质疏松并不等同于"缺钙"。

骨质疏松补钙就可以了吗？

张大爷天天喝牛奶、吃钙片，结果打个喷嚏肋骨骨折了。老伴儿急得直跺脚："钙片都白吃了？"其实啊，护骨头这事儿，钙还真不是万能药！

1 为什么光补钙不够？

三大真相：

（1）骨头不是"钙砖头"

骨头像钢筋水泥楼：钙是水泥，胶原蛋白是钢筋。老年人骨头"塌方"，不光是水泥不够，钢筋也朽了！光补钙就像往烂墙糊水泥，风一吹照样垮。

（2）补了不等于吸收了

吃钙片像"往漏勺倒水"：

- 缺乏维生素 D（身体"搬运工"），60% 钙直接穿肠过。

- 胃酸不足的老年人，吸收率再打对折。

- 长期过量服用钙剂，可能变成肾结石"加工厂"。

（3）骨头天天在"拆东墙"

身体里有俩施工队：

- 成骨细胞（建设队）→老年人干活慢。

- 破骨细胞（拆迁队）→越老越疯狂。

- 光补钙不拦住拆迁队，补多少都填不上窟窿！

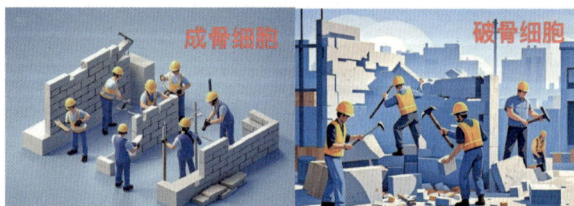

2 护骨黄金组合拳

（1）营养套餐

- 钙（每天 1000~1200mg）：1 盒牛奶 + 半块豆腐 + 1 把芝麻。

- 维生素 D（每天 600~1000 IU）：晒太阳 20 分钟 / 吃深海鱼。

- 蛋白质（每天 1 个鸡蛋）：骨头钢筋的"材料"。

（2）药物加固

- 拦拆队药：双膦酸盐类药物、RANKL 抑制剂（如每周 1 片阿仑膦酸钠，或每年 1 针唑来膦酸，或每半年注射 1 次地舒单抗）。
- 促建队药：甲状旁腺激素类似物（每天打小针）。
- 补漏药：严重缺维生素 D 的，直接补充维生素 D。

（3）防塌方行动

- 练下盘：靠墙静蹲（看电视就能做）。
- 增平衡：金鸡独立刷牙（扶稳洗手台）。
- 改习惯：起床先坐 30 秒，厕所装扶手。

3 特别提醒

- 50 岁后先做骨密度检查（像量血压一样简单）。
- 长期服用钙片者，每半年查血钙、尿钙，防结石。
- 腰背痛 / 身高缩短超过 3cm，赶紧去医院。

喝骨头汤能补钙吗？

昨天在菜市场遇见王大爷拎着大袋猪骨头，说是要熬汤补钙。这让我想起门诊上常遇到的误区，今天就用大白话给您讲讲补钙的那些事儿。

骨头汤补钙？不如喝白开水

很多人觉得熬汤能把骨头里的钙"炖"出来，其实是大错特错！骨头里的钙就像石头缝里的沙子，很难溶于水。实验数据显示：100ml 骨头汤钙含量 ≈ 20mg，想补够每日 1000mg 钙？得喝 55 碗骨头汤！即使加醋熬汤，也要喝 7 碗才够！

更糟糕的是，浓汤里藏着"隐形炸弹"：一碗汤 ≈ 30g 脂肪（≈半包薯片热量），绝经后女性喝多了容易拉肚子（脂肪吸收不了），长期喝汤可能诱发高血脂（血管钙化风险）。因此，喝骨头汤不但对补钙作用不大，喝多了还会导致高脂血症，高尿酸血症和肥胖。

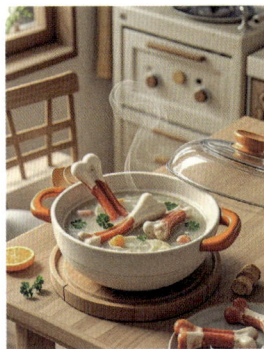

骨质疏松症不治疗没关系吗？

当然有关系！骨质疏松如果不治疗，后果可能会很严重。我们可以把骨质疏松想象成一座房子的"地基"出了问题：如果地基不牢固，房子就会变得摇摇欲坠，稍微有点风吹草动就可能倒塌。同样，骨质疏松会让骨头变得脆弱，稍微一碰就可能骨折，甚至打个喷嚏、弯个腰都可能出问题。

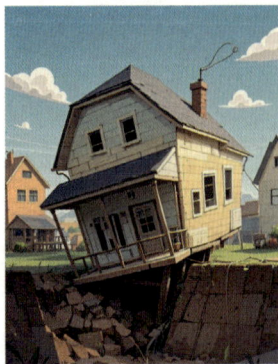

不治疗骨质疏松会有什么后果？

（1）骨折风险大大增加

骨质疏松的骨头就像"脆饼干"，轻轻一碰就可能断掉。最常见的骨折部位是髋部、脊柱和手腕。髋部骨折尤其危险，可能需要手术，而且恢复起来很困难，甚至可能导致长期卧床。

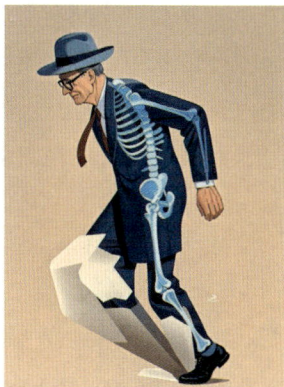

（2）慢性疼痛和驼背

如果脊柱的骨头因为骨质疏松而塌陷，人会变得驼背，身高也会缩水。这种变形还会导致持续的背痛，甚至影响呼吸和消化功能。

（3）生活质量下降

骨折后，很多人会失去独立生活的能力，需要别人照顾。疼痛和行动不便也会让人变得不爱出门，影响心情和社交生活。

（4）并发症风险增加

如果因为骨折长期卧床，可能会引发肺炎、血栓、压疮等严重问题，甚至威胁生命。

（5）经济负担加重

骨折的治疗和康复需要花很多钱，如果因此失去工作能力，还会给家庭带来更大的经济压力。

所以，骨质疏松不是小事，如果不治疗，骨头会越来越脆弱，骨折的风险也会越来越高。早发现、早治疗，才能保护好骨头，避免更严重的后果。

老年人身高变矮是正常的?

许多老年人将逐渐伛偻的脊背视为时光的必然馈赠,如同接受白发与皱纹般坦然。但当衣摆无端变长,这并非温柔的老去信号,而可能是骨骼在寂静中发生了压缩性骨折的红色警报。

身高缩短:衰老的伪装者

正常衰老带来的身高缩短,每年应小于0.5cm(约一粒绿豆的直径)。若累计降低超过3cm,则极可能是脊柱发生了"无声骨折"——医学称为椎体压缩性骨折。这些骨折没有车祸跌倒骨折的惨烈场面,却像被白蚁蛀空的房梁,在日常咳嗽、弯腰中悄然坍塌。

脊椎的"多米诺效应",单个椎体压缩后,相邻椎体骨折风险激增5倍,形成崩塌连锁反应,同时又形成了呼吸枷锁:每节胸椎塌陷可使肺活量减少5%~9%,如同逐渐收紧的束胸衣。

这些症状常被贴上"正常老化"标签,实则是骨骼的求救信号!

当老年人的背影在夕阳下越来越低垂,请记住:这绝非时光的温

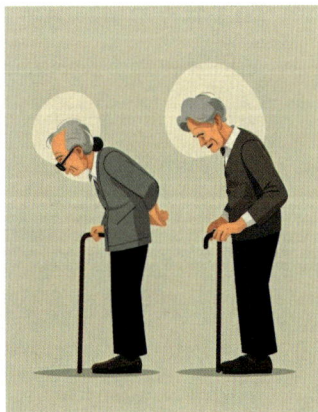

柔妥协，而是骨骼发出的加密求救信号。及时采取措施，或许就能托住那些即将触地的生命尊严。

年轻人不会得骨质疏松症？

在大多数时候，我们的科普讲座参与者多是银发族，偶尔出现的几个年轻面孔也是为了陪老人听课。我们在前篇多次提及，骨质疏松症虽然多见于绝经后女性和老年男性，但骨质疏松并不是老年人的"专利"，可发生于任何年龄，就像建房子时偷工减料、工程不达标、后期不保养会很快变成危房一样。骨密度的数值取决于两个方面：骨量峰值和骨密度下降速度，骨量积累从胚胎期就开始了，在生命早期阶段，骨量快速增加，青春期过后骨量继续缓慢增加，直到"峰值骨量"。在我国，人的骨量在30~35岁会达到峰值，随后骨量开始下降。如果在这之前没有足够的骨量积累，或者后期没有好好维护，年轻人也可能会患上骨质疏松。

怎么能让骨量多积累少消耗呢？骨量累积的过程受多种因素影响，包括骨质疏松遗传背景、维生素 D 摄入或合成是否充足、钙摄入量是否充足，是否有抽烟、饮酒，以及是否有体力活动不足、熬夜等不良习惯。这个遗传背景是说父母、祖父母、外祖父母是不是有骨质疏松症，有没有发生过脆性骨折，如果他们有骨质疏松症的情况，子女得骨质疏松症的风险更高。抽烟、饮酒、体力活动不足对骨质疏松的不良影响已经得到了科学界的一致认可；关于熬夜的研究表明，睡眠时间小于每天 5 小时会使骨质疏松风险增加 7 倍，连续熬夜 7 天使血清骨钙素水平下降 15%。褪黑素缺失不仅扰乱生物钟，更让破骨细胞获得夜间特别行动许可——它们在黑暗掩护下，以比白天快 3 倍的速度吞噬骨小梁。

现代的年轻人，很多称自己为"宅人"，并且喜欢各种"肥宅快乐水"，喜静不喜动！殊不知，这个宅的行为就是骨量消耗的暗洞。研究表明每持续 1 小时久坐，腰椎承受的压力相当于站立时的 1.4 倍，但骨骼需要的不是静态压迫，而是动态冲击。缺乏运动时，成骨细胞活性下降。各种肥宅快乐水主要成分为碳酸饮料，每罐都是骨骼的"甜蜜陷阱"：磷酸盐与钙离子在肾脏结合成不溶性晶体，迫使骨骼紧急抽调钙质维持血钙平衡。连续饮用碳酸饮料 1 年，髋关节骨密度流失量相当于提前衰老 5 岁。

在"冷白皮""铅笔腿"横行网络的情况下，有些人年轻人对晒黑皮肤的情绪类似恐惧，遮阳伞、防晒霜、太阳镜，防晒方式一应俱全，还有年轻人忙碌于穿行在地铁里、工作写字间里，没有机会晒太阳！追求冷白皮的代价，是骨骼失去了最古老的盟友——紫外线。当 SPF50+ 的防晒铠甲将皮肤与阳光彻底隔绝，人体便关闭了 90% 的维生素 D 合成通道。数据显示：每日日照不足 15 分钟的都市青年，血清 25–羟维生素 D 水平普遍低于 20ng/ml。"铅笔腿"基本上都属于 $BMI \leq 18.5kg/m^2$ 的消瘦体型，相当于撤销了骨骼的"重力红利"。每减少 1kg 体重，股骨颈承受的机械应力下降 7%，成骨细胞活性随之降低 12%。追求纸片人身材的代价，是让骨小梁结构退化成冬日枯枝。

因此，早睡早起，不要抽烟、少喝酒，健康饮食、多运动，远离碳酸饮料，多晒太阳，控制体重达标，保证充足的维生素 D 和钙的摄入，保持良好的生活方式是维持骨骼健康的基石。

肥胖的人不会得骨质疏松症？

环肥燕瘦，各有千秋！古往今来我们对体型的评判不仅仅只出于美学观点，更要从健康考虑，任何体型都需要健康的骨骼支撑，已有大量的临床研究表明消瘦会增加骨质疏松风险，那么肥胖可以降低骨质疏松风险了吧？事实却不是这样的，让我们一探究竟！

首先看一下肥胖的定义，根据《中国居民肥胖防治专家共识（2022）》：将身体质量指数（BMI）≥ 24.0~27.9kg/m^2 定义为超重，BMI ≥ 28kg/m^2 定义为肥胖；男性腰围 ≥ 90cm、女性腰围 ≥ 85cm 诊断为中心性肥胖；再看一下世界卫生组织的界定：WHO 将 BMI ≥ 25kg/m^2 定义为超重，BMI ≥ 30kg/m^2 定义为肥胖；亚太地区腰围 > 90cm（男性）、> 80cm（女性）可作为肥胖标准。

既往很长一段时间，人们认为体重越大骨骼越强壮，这一观点目前已经被推翻。关于肥胖和骨骼健康研究发现，近30%的骨质疏松症人群超重或肥胖，且患有骨质疏松症的肥胖人士更容易在运动中骨折。目前科学家已经发现肥胖增加骨质疏松风险的部分机制。脂肪组织通过释放一些细胞因子，尤其是炎症因子，作用于骨骼，增加破骨细胞活性；肥胖与性激素密切相关，肥胖是男性雄激素水平下降的原因之一，雄激素水平下降可降低成骨细胞活性、增加破骨细胞活性，此外雄激素降低还与肌肉力量下降、肌少症相关，也是加重骨质疏松的原因；女性肥胖和多囊卵巢综合征密切相关，直接引起月经紊乱及雌激素水平降低，增加骨质疏松风险；更有研究发现儿童期肥胖会增加成人后骨质疏松和骨折的发生风险。

还有研究表明肥胖的人往往衰老得更快，骨质疏松风险也随着增加。可能有人说，既然肥胖增加骨质疏松风险，那赶紧减肥吧，要减肥可要注意了，快速减肥是与骨质流失密切相关的，这种情况尤其发生在大幅减少热量摄入、钙摄入不足的情况下。因此减肥过程中要保证饮食中的维生素、钙、磷，最好包括新鲜蔬菜和水果，如果没有充足的日晒、也没足够的维生素 D 摄入，应该加用维生素 D 补充剂。

消瘦是肥胖的另一极端，BMI 低于 $18.0kg/m^2$ 定义为消瘦，既然肥胖对骨健康不利，那么消瘦会保护骨骼吗？答案让人很伤心，消瘦对骨质疏松的不利影响早已经得到医学界的公认！骨骼的正常承重有利于成骨过程，维持骨皮质厚度，体重过轻使下肢及腰椎承重不足，骨形成减少，并且消瘦人群的肌肉量相对较低，肌少症发生率较高，运动能力减弱，肌少症及运动能力均与骨质疏松息息相关。此外，对于成年女性，维护骨骼最有效的是雌激素，脂肪中的胆固醇是雌激素的合成原料，消瘦女性胆固醇水平下降导致雌激素水平不足，增加骨质疏松风险。

综上所述，体重维持正常范围对骨骼健康最有利，肥胖和消瘦均增加骨质疏松风险！

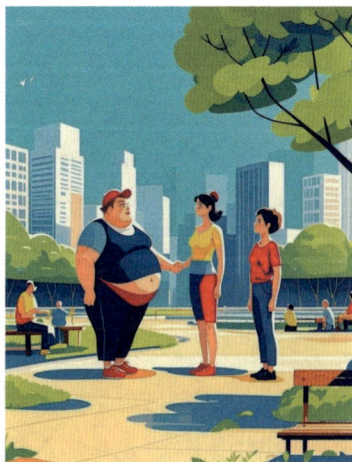

健康体检查骨密度多余吗？

在门诊常遇到这样的对话："医生，我腰不酸腿不疼，为什么要查骨密度？"这就像问"天气预报说台风要来，现在晴空万里为什么要做准备？"骨密度检查正是给骨骼健康做"天气预报"，让我们在"骨量滑坡"的早期就能及时踩下刹车。前面讲过，骨头就像银行账户，35岁前是"存款期"，之后逐渐进入"取款期"。当骨质流失速度超过重建速度，骨头就会像被虫蛀的木头，表面看着完整，实则脆弱易折。更可怕的是，这个过程没有任何疼痛预警，骨质疏松是"无声的窃贼"，很多人直到骨折才发现问题。数据显示，50岁以上女性每3人就有1人患骨质疏松症，男性患病率也高达20%。

很多患者朋友认为，拍个常规X线片就能知道有没有骨质疏松症了，不需要做骨密度检查。殊不知，X线片显示骨量异常的时候，骨质流失已经超过30%了。而骨密度检查（双能X线）能精确到更细微的骨量变化，就像给骨头做"CT扫描"。整个过程无痛无创，检查时平躺5分钟，接受的辐射量仅相当于坐1小时飞机。

骨密度检查到底有什么价值呢？到目前为止，骨密度检查仍是判断骨质疏松的"黄金标尺"。骨质疏松就像温水煮青蛙，当出现腰背疼痛、身高变矮时，骨质往往已流失20%以上。而骨密度检查（双能X线吸收法）能在骨量减少5%时就精准捕捉异常，为干预赢得关键窗口期。

　　检查报告中的"T值"就像骨骼的"信用评分"，给骨密度进行量化分层。医生通过分层制定个性化防治方案，比"补钙"这种笼统建议科学得多。

　　哪些人群需要重点关注骨密度呢？女性绝经后（雌激素下降加速骨流失）、长期服用激素类药物（如哮喘、风湿病患者）、有吸烟、酗酒习惯、父母曾发生过髋部骨折、身高缩短超过3cm（提示椎体压缩）等。

　　由此可见，并非所有人都需要做骨密度检查，不同年龄段有各自的"护骨密码"：

　　40 岁以上人群：可考虑每 2 年做 1 次骨密度检查，重点关注腰椎和髋部。就像汽车年检，及时发现"零件损耗"。

　　高风险人群（糖尿病、甲亢、长期卧床等）：每年 1 次检查，加上骨转换生化标志物检测（如 β-CTX、P1NP），动态监控骨重建平衡。

　　已确诊骨质疏松患者：治疗期间每 6~12 个月复查，评估药物疗效。

　　骨骼健康是场"持久战"，骨密度检查就像战场上的侦察兵，让我们在骨质流失的"静默期"抢占先机。记住：最好的治疗时机不是骨折后，而是骨量开始下降的那一刻。从下一次体检开始，给你的骨骼一次"深度体检"吧！

没有外伤就不会发生骨折吗？

　　你以为骨折必然伴随撞击声与剧痛？在骨质疏松的世界里，

沉默的杀手可是它的威名！那些看似寻常的日常动作——弯腰抱孙、翻身起床、甚至开怀大笑，都可能成为压垮脆弱骨骼的最后一根稻草。

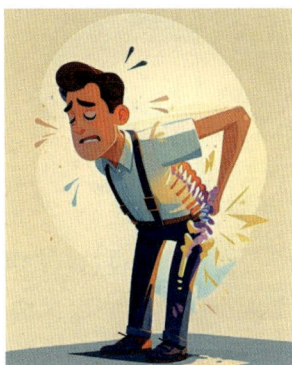

传统认知中，骨折总与车祸、跌落等暴力冲击绑定。但骨质疏松重塑了这场力学游戏规则：当骨骼变成千疮百孔的"蜂窝煤"，其承重能力可能衰减至正常骨的 1/10。此时，身体自身重量就足以触发断裂——咳嗽骨折：一次剧烈咳嗽产生的胸腔压力，相当于在胸椎施加 200N 的冲击力（接近体重的 1/3）；脊柱自毁：椎体在持续重力压迫下缓慢坍缩，如同被白蚁蛀空的房梁，最终身高缩短便是多节椎体无声断裂的叠加；肋骨惊魂：严重骨质疏松患者的肋骨，甚至可能因自主神经抽搐或打喷嚏的肌肉牵拉而断裂。

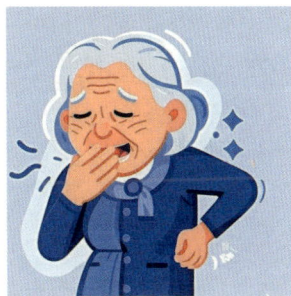

微损伤积累：在日常生活中，骨骼时刻都在承受着各种微小的压力和应力，比如走路时身体对下肢骨骼的压力，弯腰时脊柱所承受的扭力等。对于健康骨骼来说，这些压力和应力在其承受范围之内，不会造成严重问题。但骨质疏松患者的骨骼较为脆弱，这些看似微不足道的微小压力和应力反复作用，就会逐渐积累形成微损伤。随着时间的推移，微损伤越来越多，当积累到一定程度，即使没有明显的外伤，骨骼也可能会突然断裂。

腿抽筋是缺钙吗?

你有没有过这样的经历，突然小腿一阵剧痛，像是有只无形的手在使劲拉扯肌肉，这就是我们常说的腿抽筋。很多人第一反应就是自己是不是缺钙了。

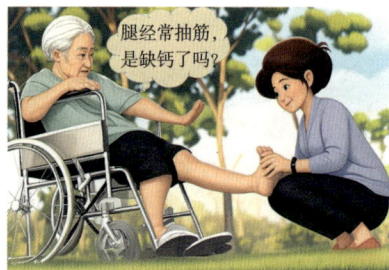

缺钙的确可以引起腿抽筋，但抽筋不一定是就是缺钙！需要警惕的腿抽筋原因包括：

（1）**缺钙** 钙离子就像肌肉的"刹车系统"，能调节肌肉收缩。血液中钙离子不足时，肌肉容易"失控"兴奋，突然收缩导致抽筋。因此，缺钙确实会引发抽筋，以下人群风险较高，更要当心：

- 老年人、绝经后女性：钙吸收能力下降，骨钙流失加快。
- 儿童、孕妇：生长发育期钙需求激增，容易"入不敷出"。
- 肝肾功能异常者：维生素 D 活化受阻，影响钙吸收利用。

（2）你以为的"**缺钙抽筋**"，可能是这些原因在捣乱！

1）肌肉过度劳累

长时间运动（徒步、爬山、跑步）：肌肉持续紧绷，局部血管"堵车"，血流减少，代谢废物（如乳酸）堆积，刺激肌肉痉挛。

穿高跟鞋、久坐不动：小腿肌肉长期紧张，容易"罢工"

抽筋。

2）电解质紊乱

大量出汗后只喝水不补盐：钠、钾、镁等电解质丢失，肌肉"信号紊乱"，异常收缩。

腹泻、呕吐后：体内电解质短期内大量丢失，可能突发抽筋。

3）寒冷刺激

低温游泳、空调直吹、睡觉受凉：寒冷让肌肉血管"缩紧"，血流变慢，缺氧和代谢废物堆积，引发抽筋。

冬天保暖不足：脚部和小腿是"重灾区"，尤其老年人需警惕。

4）局部压迫或循环障碍

久坐、睡姿不当：压迫腿部血管，血流不畅（如孕妇、肥胖者易夜间腿抽筋）。

下肢动脉硬化：血管变窄像"堵住的水管"，腿部供血不足，抽筋伴疼痛、发凉，严重时可致组织坏死。（老年人尤其需要注意！）

（3）如何快速缓解抽筋？

● 立刻拉伸：以小腿抽筋为例，坐地伸直腿，用手扳脚掌向身体方向压，拉伸肌肉。

● 热敷或按摩：促进血液循环，放松肌肉。

● 补电解质：运动后喝含钠、钾的饮料（如淡盐水、运动饮料）。

（4）预防抽筋，记住这几点！

● 科学补钙：优先食补（牛奶、豆制品、绿叶菜），必要时在医生指导下用钙剂。

● 均衡电解质：大量出汗后适量补盐，多吃些香蕉、坚果补充钾、镁。

● 保暖防寒：尤其注意四肢末端，睡前热水泡脚。

● 适度运动：运动前热身，避免突然剧烈活动；久坐者每小时起身活动。

● 排查疾病：频繁抽筋伴腿麻、发凉，尽早检查血管和神经系统。

总结：腿抽筋是身体发出的"报警信号"，可能是缺钙，也可能是疲劳、受凉或血管问题。找准原因，才能对症解决！